Dr E. WEIGERT

LES TUBERCULINES

Expérimentation — Diagnostic — Thérapeutique

REVUE GÉNÉRALE

LYON
A. STORCK & Cie, IMPRIMEURS-ÉDITEURS
8, Rue de la Méditerranée, 8

1902

LES

TUBERCULINES

Expérimentation — Diagnostic — Thérapeutique

REVUE GÉNÉRALE

PAR

le Dr E. WEIGERT

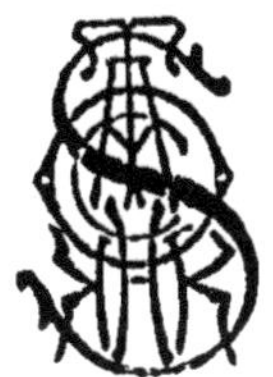

A. STORCK & Cie, IMPRIMEURS-ÉDITEURS
LYON
PARIS, 16, rue de Condé, près l'Odéon

1902

Au début de ce modeste travail, je tiens à remercier tous ceux qui depuis le début de mes études médicales m'ont éclairé de leur expérience et aidé de leurs encouragements :

Mes Maîtres dans les Hôpitaux, dans mes services d'externat et de suppléance d'internat :

MM. les professeurs Lépine, Poncet et Jaboulay ;

MM. les professeurs agrégés Rollet, Collet et Tixier ;

MM. les médecins ou chirurgiens des Hôpitaux Cordier et Leclerc ;

M. le Dr Tournier ;

Mes défunts maîtres Ollier et Colrat ;

Mes Maîtres dans les laboratoires ;

MM. les professeurs Lortet et Renaut ;

M. le Dr Guinard,

m'ont toujours prêté un concours dévoué dont je leur témoigne aujourd'hui toute ma gratitude.

A M. LE PROFESSEUR LEPINE

A M. LE PROFESSEUR ARLOING

A M. LE PROFESSEUR RENAUT

A M. LE PROFESSEUR AGRÉGÉ COURMONT

[illegible]

AU GEHEIMRATH PROFESSEUR C. WEIGERT

Je dédie cette thèse.

AVANT-PROPOS ET HISTORIQUE

Nous nous proposons dans ce travail de résumer et réunir tous les travaux ayant paru sur la question des tuberculines et substances similaires.

Sans doute le sujet est extrêmement vaste. Il y a déjà douze ans que Koch nous présentait sa première tuberculine. Depuis, des travaux en nombre considérable ont été faits et on peut à l'heure actuelle en faire en quelque sorte une synthèse.

Malgré les recherches nombreuses faites avant 1890 dans les laboratoires de tout pays (Flora et Mafucci, de Thoma, Grancher, Courmont et Dor, Lépine, etc.), personne n'avait trouvé la formule de vaccination contre la tuberculose. Les expérimentateurs à la recherche de ce problème étaient arrêtés et par la multiplicité des poisons tuberculeux et par la différence d'action du bacille lui-même.

En 1890, Koch annonce solennellement qu'il a découvert cette substance si ardemment cherchée et convoitée, cette substance qui serait, nous dit-il, douée de propriétés immunisantes et curatrices. Il l'appelle

« tuberculine ». En 1891, il revient sur sa préparation et nous donne ses premiers résultats. Expérimentée d'abord en Allemagne, le monde médical l'essaie presque universellement.

Les premières tentatives faites chez l'homme tuberculeux en montrent bientôt les dangers et en 1897 Koch modifie son produit primitif désormais appelé tuberculine brute en essayant d'obtenir la substance active à l'état de pureté. Cette seconde tuberculine fut dénommé par son auteur tuberculine TR.

Parallèlement ou postérieurement à ces essais, la tuberculine de Koch est modifiée par Klebs, Spengler, Hunter, Behring, Maragliano, Hirschfeld, Arloing, Denys, etc., et de nouvelles tuberculines ou substances analogues sont créées.

Enfin tout récemment, en 1901, Koch, cherchant à établir un rapport entre le traitement des tuberculeux et le pouvoir agglutinant de leur sang, propose une nouvelle substance tirée d'extraits bacillaires de culture tuberculeuse.

Nous étudierons tous les travaux parus dans l'espace de ces douze dernières années. Dans tous les cas, nous avons fait un chapitre bibliographique aussi complet que possible, et ce dernier sera un des éléments essentiels de notre travail dont nous indiquerons le plan quelques lignes plus loin.

Mais tout d'abord qu'entendons-nous par « les tuberculines » ? Les principales, bien connues, sont celles de Koch. Mais son troisième produit n'est en réalité qu'une émulsion bacillaire. D'une façon générale, on entend par tuberculine les substances extraites du bacille de Koch, et destinées au diagnostic et à la thérapeutique de la maladie.

Nous le prendrons dans ce sens très large. La sérumthérapie et essais analogues ne rentrent donc pas dans notre définition.

1° Dans une *première partie* de notre travail nous passerons rapidement en revue les travaux antérieurs à Koch.

2° Dans une *seconde* nous étudierons sa première tuberculine ; nous étudierons successivement :

Sa préparation ;

Sa composition ;

Ses propriétés ;

Son mode d'action ;

Ses résultats au point de vue diagnostique, thérapeutique et préventif (1) ;

Enfin ses indications et ses dangers.

3° La *troisième partie* sera consacrée à l'étude de la tuberculine TR.

4° Dans la *quatrième* nous traiterons des autres tuberculines et substances analogues.

5° Enfin dans la *cinquième* nous terminerons par l'étude de la dernière substance de Koch.

Le numéro d'ordre placé après chaque citation d'auteur renvoie à l'index bibliographique.

(1) Nous n'avons pas étudié, ni résumé les innombrables travaux qui ont trait au diagnostic de la tuberculose chez l'animal par les tuberculines.

On ne les trouvera donc pas dans notre index bibliographique ; nous nous sommes restreints à l'étude de la question chez l'homme.

PREMIÈRE PARTIE

TRAVAUX ANTÉRIEURS A KOCH

Au mois de mai 1882, Koch découvrait le bacille de la tuberculose. Il avait été aidé par les travaux de ses illustres devanciers. Villemin, le 5 décembre 1865, avait déjà démontré dans une communication restée célèbre que la tuberculose était une maladie virulente, infectieuse, inoculable : « La tuberculose, nous disait-il, est une affection qui se développe et se propage dans les conditions communes aux maladies zymotiques ; elle a les analogies les plus grandes avec la morve farcin. »

Les expériences d'inoculation de tuberculose se répétaient bientôt à l'infini chez nous et à l'étranger. Les plus remarquables des savants qui se sont consacrés à ces recherches sont : Conheim ; Chauveau qui rend phtisiques des animaux de l'espèce bovine en leur faisant ingérer des matières tuberculeuses mélangées aux aliments ; Tappeiner qui a expérimenté sur le chien ; Krishaber et Dieulafoy sur le singe, etc.. Bientôt, dans une période plus moderne, on a essayé comme pour d'autres maladies de discerner la part qui revient au bacille et celle qui incombe à sa toxine. Aussi les succès obtenus par la sérothérapie et la toxinothérapie dans d'autres affections ont-ils poussé les expérimentateurs à s'engager dans cette voie nouvelle pleine de promesses.

Les uns prennent comme exemple la vaccination de la rage, c'est-à-dire l'inoculation de produits tuberculeux de virulence croissante et décroissante ; parmi eux, Daremberg (57) tuberculise des cobayes et des lapins : il leur extrait la moelle et injecte la substance ainsi obtenue à d'autres animaux en procédant par ancienneté décroissante : il obtient des résultats négatifs. Cavagnis inocule à des animaux des crachats tuberculeux traités par des solutions phéniquées de plus en plus fortes : il semble avoir eu quelques résultats favorables.

D'autres cherchent à opposer un bacille à l'autre et à créer ainsi une sorte d'antagonisme : parmi ces derniers il nous faut citer : de Thoma (292), Flora et Maffuci (88). Ces auteurs injectent dans le tissu cellulaire de lapins et cobayes tuberculisés des cultures de bacterium termo ; le résultat est absolument négatif. La même année Testi et Marzi (289) font l'expérience suivante : ils mélangent à du bouillon des cultures de bacterium termo obtenues dans la gélatine et les font absorber à des hommes tuberculeux : ils n'observent pas d'amélioration de l'état local ou général : cependant le nombre de bacilles tuberculeux aurait diminué dans les crachats.

D'autres auteurs veulent opposer le bacille typhique au bacille tuberculeux. Arloing et Dumarest (8 ter), Rodet (249 ter) ont montré qu'il n'y avait entre eux aucun antagonisme, et que les cobayes imprégnés de cultures ou de toxine ébertiennes étaient tout aussi aptes à recevoir la tuberculose que les cobayes non traités.

Quelques auteurs inoculent le bacille tuberculeux lui-même atténué et cherchent de cette façon à acquérir l'immunité. Parmi ceux-ci citons Grancher et Martin (104) : ces derniers donnent leur méthode dans un pli cacheté déposé en novembre 1889 à l'Académie de médecine et ouvert un an après. Ils se servent de cultures de tuberculose aviaire. Prenant des cultures vieilles de deux ans, ils font une série d'inoculations à des lapins ; ils prennent 9 de ces lapins ainsi vaccinés et leur injectent des cultures virulentes de tuberculose ainsi qu'à 4 lapins témoins non vaccinés.

Des quatre témoins l'un mourut au vingt-troisième jour, les autres au vingt-septième, deux au vingt-neuvième ou au cent quatrième jour ; parmi les vaccinés, un lapin mourut avant l'inoculation d'épreuve, un autre quelques jours après : donc deux victimes sur neuf inoculés.

Après avoir essayé les injections intra-veineuses, Grancher (104) essaie les injections sous-cutanées : les résultats sont également mauvais.

Enfin, plus près de nous, ce n'est plus en injectant les cultures vivantes du microbe, mais en injectant les produits solubles de ce dernier qu'on cherche la solution du problème. Maffucci stérilise par le chauffage à 70° ou par le vieillissement (six mois au moins) des cultures de bacille humain sur sérum : ces cultures inoculées à des cobayes ont entraîné la mort de ces animaux en un laps de temps qui a varié de vingt jours à six mois, elles ne leur avaient en aucune façon procuré la plus légère immunité. Le 15 novembre 1890, Héricourt et Richet communiquent à la Société de biologie une note intitulée : Expérience sur la vaccination antituberculeuse, rendant compte des travaux entrepris par eux depuis avril 1890. Ils vaccinent les lapins en leur inoculant des cultures de bacilles de Koch tués par la chaleur à 80° et ne contenant par conséquent pas de germes vivants. Ils formulent la conclusion suivante : « Le liquide chimique des cultures tuberculeuses sans microbes vivants peut vacciner contre la tuberculose. »

J. Courmont et Dor (64 *bis*) à la séance du 27 novembre 1890 de la Société des sciences médicales de Lyon présentent un nouveau travail : ils cherchent à isoler les produits solubles sécrétés par le bacille de Koch dans les cultures liquides (eau glycérinée ou bouillon glycériné), sans altérer la composition chimique de ces produits.

Ils se servent du filtre système Pasteur et recueillent un liquide clair privé de germes et contenant, disent-ils, « les produits solubles sécrétés par les bacilles des cultures » : ils inoculent les lapins par deux voies : la voie sanguine et la voie péritonéale ; tous les lapins témoins meurent tuberculeux, les lapins vaccinés ont, à l'exception d'un seul, tous ressenti les effets favorables ». Peu de temps après, à la même Société, Lépine (175) cite ses propres expériences : il fait bouillir les crachats de phtisique dans une petite quantité d'eau pendant une heure. Au bout de ce temps il traite la masse par une grande quantité d'alcool et filtre le tout. Pendant plusieurs semaines, il en prit chaque jour une petite quantité, la fit bouillir pour en chasser l'alcool et l'injecta à des cobayes sous la peau. Les animaux inoculés devinrent tuberculeux plus rapidement que les animaux témoins.

Enfin le 4 août 1890, au congrès international de Berlin, Koch (152) fait une communication sensationnelle ; après avoir rappelé toutes les recherches de ses devanciers, après avoir cité ses travaux personnels antérieurs, il montre qu'aucune substance jusqu'à présent n'a pu empêcher le développement du bacille. « J'essayai la naphtylamine, la paratoluidine, la xyloïdine, les couleurs d'aniline, le mercure, etc., tous ces essais furent vains et demeurèrent sans efficacité chez les animaux atteints de tuberculose. Malgré cet insuccès, je ne me suis pas découragé dans mes recherches et je possède maintenant le remède cherché. Le cobaye, extraordinairement prédisposé à la tuberculose, résiste, grâce à cette substance, à l'inoculation du virus tuberculeux et ceux qui sont déjà atteints d'une tuberculose avancée peuvent être guéris sans que cette substance ait une autre influence sur l'organisme. »

Pendant quelques jours l'étonnement universel n'eut pas de bornes, on ne savait s'il fallait s'étonner ou admirer. Des milliers de tuberculeux voyaient déjà leur guérison comme accomplie. Le personnel médical du monde entier bénissait ce sauveur de l'humanité. Toute critique demeurait muette devant la merveilleuse découverte et il semblait que l'on assistât au plus grand événement qui se fût jamais produit dans l'histoire de notre science.

Cependant, quand, au mois de janvier 1891, Koch (154) annonce que la tuberculine est un extrait glycériné tiré des cultures pures des bacilles de la tuberculose, l'enthousiasme, la surprise firent place à l'inquiétude. Le principe de l'immunité acquise par les produits solubles des microbes était déjà connu. Toussaint, Chauveau, Pasteur, Arloing, Charrin, Roux, Chantemesse, Widal chez nous, Salmon et Smith à l'étranger, l'avaient déjà formulé. En même temps du reste, Koch, comme à regret et comme poussé par une influence occulte, transportait sa découverte du laboratoire à l'hôpital. Ce fut un désastre : non seulement le remède de Koch ne guérissait pas, mais, hélas! aggravait l'état des malades. Les accidents graves et même la mort furent signalés et bientôt on dut abandonner presque généralement ce remède qui avait éveillé tant d'espérances.

Malgré ces tentatives, la tuberculine fut expérimentée, très peu, il est vrai, dans un but thérapeutique, mais surtout au point de vue diagnostique chez l'homme et l'animal. Aussi croyons-nous utile et intéressant d'en faire une étude aussi complète que possible.

DEUXIÈME PARTIE

ÉTUDE DE LA PREMIÈRE TUBERCULINE DE KOCH

Dès que la tuberculine de Koch fut livrée à la publicité, elle fut demandée et expédiée dans tous les points du globe, et les publications sur l'action du remède se succédèrent avec rapidité. Partout on vérifia les effets immédiats de la tuberculine.

Sur les animaux d'abord (Koch, Kitasato, Pfühl en Allemagne, Klebs en Autriche, Arloing en France), sur les malades humains tuberculeux ensuite dans la plupart des hôpitaux de France (Hallopeau, Tennison, Quinquard, Fournier, Vidal, Simon, Weber, Hutinel) d'Allemagne et d'Autriche, etc.

A Lyon, le professeur Lépine, en raison de la haute notoriété dont il jouit en Allemagne, est chargé de demander à Koch des flacons de la lymphe. Le professeur Lépine en recevait bientôt et on l'expérimentait dans les différents hôpitaux lyonnais. A Montpellier, Grasset expérimente et se déclare partisan de la tuberculine au moins quant au diagnostic.

En Angleterre, Sir Jos. Lister lui-même conduit sa nièce pour la faire traiter par Koch.

En Danemark, Salomonsen, professeur de bactériologie de Copenhague, obtient des améliorations pour les tuberculoses externes seulement. Haslung présage que le remède est insuffisant.

En Espagne, Espina et San-Martin, partis à Berlin pour étudier la lymphe, après être revenus quelque temps à Madrid et l'avoir essayé eux-mêmes, ne cachent pas leur désappointement.

En Belgique, le Dr Hayoit, délégué à Berlin, fait un rapport sur la tuberculine. Il croit qu'il faut l'expérimenter avec prudence, mais qu'il faut attendre quelques mois avant d'avoir une opinion.

A Genève, Gilbert, à Rome, Barelli, l'expérimentent.

Au bout d'un an on pouvait diviser les expérimentateurs en plusieurs classes :

1° Ceux qui donnent à la tuberculine une valeur thérapeutique réelle, ce sont les moins nombreux ;

2° Ceux qui ne lui accordent qu'une valeur diagnostique ;

3° Enfin ceux qui lui refusent toute valeur diagnostique ou thérapeutique.

CHAPITRE PREMIER

PRÉPARATION ET COMPOSITION CHIMIQUE

La tuberculine de Koch ne put être expérimentée que quelques mois après la communication de cet auteur au Congrès de Berlin. La préparation de cette substance fut tenue longtemps cachée par son auteur, et ce n'est qu'au mois de janvier 1891 que le secret en fut révélé au public. Koch (154) s'était d'abord servi de cultures en milieux solides (agar peptonisé et glycériné) ; une fois la culture développée, il la recueillait et l'arrosait d'une solution de glycérine à 4 p. 100 après l'avoir réduite au dixième de son volume et filtrée. Mais Koch reconnut bientôt qu'il était préférable de cultiver le bacille en milieu liquide. Il s'y multiplie plus vigoureusement. Les cultures sont donc faites en bouillon de veau faiblement alcalin contenant 1 p. 100 de peptone et 4.5 p. 100 de glycérine : elles sont laissées six semaines à l'étuve à 37° ; il se forme un beau voile à la surface. Les cultures sont alors stérilisées à l'autoclave à 100° puis concentrées au bain-marie jusqu'à réduction au dixième ; on filtre et l'on conserve en vase clos à l'abri de la lumière. La forte proportion de glycérine assure la durée de la préparation.

Strauss et Gamaleia (294 bis) indiquent le procédé suivant : « On fait flotter à la surface du bouillon glycériné des parcelles minces de culture humaine de telle façon que leur face supérieure demeure sèche : les ballons ainsi ensemencés sont placés à l'étuve et fournissent une culture très abondante sous la forme d'une épaisse membrane développée à la surface du liquide. Au bout de trois semaines, le développement des cultures est complet ; on évapore le tout au bain-marie jusqu'à réduction du liquide au dixième de son volume primitif et l'on filtre. »

Budjwid et Metchnikof, bien avant l'apparition de l'article de Koch de janvier 1891, guidés par l'odeur spéciale dégagée par les milieux glycérinés, étaient déjà parvenus à fabriquer une tuberculine semblable en tous points à celle de Koch. Leur technique de préparation est à quelques détails minimes près la même que celle indiquée par Koch.

Au moment de s'en servir on mélange la lymphe à l'eau phéniquée en plusieurs fois jusqu'à ce que la proportion de lymphe soit de 1 milligramme pour 1 centimètre cube du mélange.

La tuberculine est un liquide brunâtre, sirupeux ; chauffée lentement, dit Jolles (138), elle développe un parfum agréable de fruits frais. En y ajoutant un peu d'acide acétique, on obtient un léger précipité albumineux soluble dans un excès de réactif.

COMPOSITION CHIMIQUE

Sa composition chimique a été étudiée tout spécialement par Kühne (168), Buchner (38) et Jolles (138) en Allemagne, Dickson (77) et Hunter (131) en Angleterre.

A la lumière spectroscopique on obtient deux raies d'absorption à la limite du vert et du violet entre le B et l'F (l'urobiline donne à peu près les mêmes raies). Ajoutons que la réaction du biuret se fait d'une façon assez intense. Quant à sa composition chimique, Hunter nous la fixe dans un article du *Brit. med. Journal*, 1891 (131) : il y trouve, en dehors de 50 p. 100 d'eau :

1° Des albumoses, pour la plupart des protalbumoses, en particulier des deutéroalbumoses, un peu de pétéroalbumose, enfin des traces de dysalbumose.

Rappelons ici que les albumoses sont les produits de la digestion pepsique des albumines qui se transforment tout d'abord en albumose (matière non coagulable par la chaleur mais par l'acide azotique, les ferrocyanures et une solution concentrée de soude : ces précipités sont solubles à chaud), puis en peptone après une digestion plus prolongée donnant par la réaction du biuret (SO^4Cu + KOH) une coloration violacée : elles sont précipitées par le sulfate d'ammoniaque.

2° Des principes alcaloïdes dont la nature reste encore inconnue ; un de ces principes forme avec du platine des sels doubles affectant la structure de petits cristaux incolores; un autre donne de longs prismes irréguliers de couleur brun doré.

3° Des matières extractives volatiles et non volatiles ayant l'odeur d'extrait de viande en faible quantité de nature inconnue.

Ajoutons que Dickson en commun avec Vaughan cherche la nature de ces substances extractives; ils croient qu'elles appartiennent au groupe des amides (créatine, créatinine, tannine, tyrosine); en effet, ces substances injectées donnent les mêmes réactions que la tuberculine. C'est la combinaison d'un acide, l'acide nucléique, avec des bases très complexes.

4° De la mucine.

5° Des sels anorganiques en quantité assez grande.

6° Une matière colorante de couleur brun doré.

7° De la glycérine.

Kühne (168) pense, contrairement à l'opinion de Hunter, que la tuberculine renferme des peptones et, quoique en petite quantité, de la tryptophane et un analogue à l'indol. Il a recherché si le corps des bacilles tuberculeux contenait des albumoses. Des cultures de bacilles tuberculeux développées à la surface de bouillon peptonisé et glycériné furent filtrées, puis lavées. Les bacilles ainsi obtenus furent soumis à l'ébullition dans l'eau et le liquide alcalin fut additionné d'acide acétique pour coaguler l'albumine s'il y en avait. Le liquide filtré, opalescent, fut concentré par évaporation, puis traité par un excès d'alcool absolu bouillant. Le précipité ainsi obtenu ne donne pas les réactions des albuminoses et Kühne en conclut que celles-ci n'existent pas dans le corps des bacilles.

Les albumoses, la peptone et l'indol, c'est-à-dire les principales substances décelées dans la tuberculine, existent déjà dans les peptones du commerce employées pour la confection du bouillon du culture. Kühne a cherché les modifications qu'y apporte la végétation du bacille. Kühne ensemence le bacille de la tuberculose à la surface d'un liquide nutritif à composition bien établie et formé de proto-albumose pure (1 p. 100), de bouillon de veau alcalinisé, de glycérine (3 p. 100) et de sel marin (0,5 p. 100). Les ballons furent maintenus à l'étuve à 38° pendant quarante jours et donnèrent des cultures. L'analyse chimique montra dans le liquide de culture la présence de deutéro-albumose, de tryptophane, des traces de peptone et d'indol. Par leur végétation les bacilles élaborent donc des produits chimiques.

Jolles (138) fait une analyse élémentaire de la tuberculine. Il nous donne le tableau suivant. La tuberculine contiendrait :

Azote	=	5,90 p. 100
Carbone	=	35,19 p. 100
Hydrogène	=	7,02 p. 100

CHAPITRE II

ACTION PHYSIOLOGIQUE

Par suite de la complexité de la composition chimique de la tuberculine, il était à présager que son action physiologique serait difficile à établir. Dès son apparition, en effet, de nombreux auteurs l'ont étudiée et, comme nous le verrons, le résultat de leurs expériences est loin de concorder.

Nous étudierons son action :

1° *Sur l'homme et l'animal sain ;*

2° *Sur l'homme ou l'animal tuberculeux.*

1° Chez l'homme et l'animal sain

Koch (154) expérimente tout d'abord sur lui-même, se faisant une injection de 2 cent. cubes 1/2 dans le bras, il analyse ses sensations.

Voici ce qu'il nous dit : « Trois ou quatre heures après l'injection, j'éprouvais des tiraillements dans les membres, une envie continuelle de tousser ; de la dyspnée. A la troisième heure, un frisson violent s'accompagnant de nausées et de vomissements, s'emparait de moi et durait une heure ; au bout de douze heures, la température était de 39°6 ; bientôt tous les symptômes s'amendaient progressivement et le lendemain tout était normal ; seule un peu de rougeur au point d'inoculation persistait. »

Korczynski et Adamkiewicz avec 4 centigrammes observèrent, en même temps qu'une hyperthermie considérable, de l'accélération du pouls, de la céphalalgie, de la diarrhée, de la tuméfaction splénique.

Arloing, Rodet et J. Courmont (5) expérimentent surquelques animaux sains; voici le résultat de leurs expériences : chez le cobaye, ils injectent un milligramme à la face interne de la jambe; « la face interne du derme et le tissu conjonctif voisin du point où a eu lieu l'inoculation sont le siège d'une vive congestion œdémateuse. Le réseau vasculaire sous-cutané est dilaté à l'extrême, on trouve du sang jusqu'au pli de l'aine et jusqu'à l'abdomen; les ganglions lymphatiques inguinaux sont noyés dans du tissu conjonctif rouge ; au microscope on trouve une grande quantité de cellules migratrices. »

Chez le bœuf, trois injections au même point, faisant ensemble 60 milligrammes de tuberculine, donnent une tuméfaction phlegmoneuse du tissu conjonctif grosse comme un œuf : elle disparait sans suppuration.

Chez la chèvre, quelques gouttes d'une solution au dixième dans le tissu conjonctif de la région jugulaire donnent un peu d'œdème tremblotant le lendemain.

Arloing, Rodet et J. Courmont (5) injectent 10 centimètres cubes de tuberculine dans la veine jugulaire d'un chien ; aucun trouble apparent n'a été observé du côté du pouls et de la pression.

Guinard et Artaud (11) expérimentent dans des conditions identiques et toujours chez le chien la tuberculine. Ils injectent 10 centimètres cubes de tuberculine brute préparée par l'Institut Pasteur, dans la veine jugulaire d'un chien. Aucune modification apparente n'a été observée : la pression normale oscillait autour de 147 millimètres, le pouls était à 126 pulsations, et on comptait de 12 à 18 mouvements respiratoires. Une heure et demie après l'injection, la pression était à 152 millimètres, le pouls à 108, la respiration donnait 18 mouvements.

Quarante-huit heures après, on constate que la pression est à 176 millimètres, le pouls à 120, la respiration à 12.

Teissier et Guinard injectent 2 centimètres cubes dans la veine mésentérique d'un chien. Les modifications de la pression et de la respiration sont inappréciables.

M. le professeur agrégé P. Courmont nous a montré deux courbes de température prises sur deux chiens sains auxquels il avait injecté 0 gr. 1 de tuberculine. Consécutivement aux injections, on obtient un peu d'hypothermie (36°8, 36°9). Les mêmes animaux sont injectés 8 jours après avec 1 centimètre cube de la même tuberculine. Pas de réaction thermique appréciable.

Si nous augmentons les doses et si nous injectons quelques grammes suivant la taille ou la résistance de l'animal, ce dernier est tué au milieu de phénomènes d'asphyxie et de paralysie du côté de l'appareil moteur du cœur. A l'autopsie, on trouve à la place d'inoculation une vaste vascularisation abondante, les traînées lymphangitiques rouges, quelquefois même violettes, s'étendant au loin ; la rate et le foie sont parsemés de taches rouges ponctuées ressemblant à des ecchymoses ou plutôt au purpura viscéral de certaines maladies infectieuses. Koch (154) étudie ces points au microscope : ce sont, nous dit-il, « non des globules sanguins, mais des dilatations des capillaires remplis de globules rouges. Rarement on constate une déchirure des vaisseaux ou des hémorragies. Les poumons et l'intestin grêle sont également hyperémiés ».

Les doses moyennes de tuberculine ne produisent pas l'avortement chez les femelles gravides. Après l'avoir expérimenté sur le lapin et le cobaye, Ebstein (81) et Hofmeier (126) traitent des femmes enceintes avec la tuberculine sans amener aucun trouble du côté des organes de la gestation.

On voit en somme que chez le sujet sain une injection de petite dose de tuberculine n'altère pas ou peu les fonctions circulatoires et respiratoires.

II. — Chez l'homme et l'animal tuberculeux

Il en est tout autrement chez le malade et l'animal tuberculeux, où la lymphe de Koch à la dose de quelques milligrammes est un poison dont la réaction caractéristique se produit par :

A. — *Des phénomènes locaux ;*
B. — *Des phénomènes généraux.*

Passant à l'étude des premiers, nous étudierons ces phénomènes.

1° *Sur les tuberculoses externes;*
2° *Sur les tuberculoses viscérales.*

A. Réaction locale. — a) *Sur les tuberculoses externes.* — Cette réaction locale a pu être observée chez les malades atteints de lupus; Koch s'exprime ainsi (154) :

« Quelques heures après l'injection poussée sous la peau du dos, c'est-à-dire en un point éloigné de la région malade, les parties atteintes commencent à gonfler et à rougir; cela augmente progressivement et si bien que le tissu lupique offre finalement par places une teinte rouge brun, puis se nécrose. Lorsque la région lupique est moins étendue, elle apparaît entourée d'une auréole blanchâtre, elle-même circonscrite par une *zone* rouge vif. Les foyers lupiques sont couverts de croûtes formées de sérum durci à l'air; ces croûtes deviennent des escarres qui se détachent spontanément. Il est essentiel de noter que, seules, les parties malades subissent ces diverses altérations. »

Œttinger (215) l'étudie à son tour et donne un résultat de ses observations dans un article de la *Semaine médicale :*

« Deux heures après injection, les surfaces malades se tuméfient, deviennent douloureuses. Ces phénomènes s'accusent, puis le lupus se recouvre de vésico-pustules et d'une abondante sérosité qui se coagule à la surface sous forme de croûtes melliformes confluentes. La périphérie du lupus est délimitée par un bourrelet saillant rouge violacé, qui a presque l'apparence d'une plaque érysipélateuse. Huit heures ou neuf heures après, la température s'élève après un frisson violent à 40°, le malade ressent un malaise général, de la céphalalgie, puis une légère éruption papuleuse rosée apparait sur la surface du corps rappelant l'érythème scarlatiniforme. Durant la nuit, ces symptômes persistent ; vingt-quatre heures après injection le thermomètre accuse encore une température de 40° qui peut aller pendant vingt-quatre heures jusqu'à 41°. Elle redescend progressivement et le malade se sent soulagé. Quatre jour après, le lupus est encore recouvert de croûtes, mais la rougeur des parties voisines a disparu. »

b) *Réaction locale sur les tuberculoses viscérales.* — Pour nous éviter des redites, nous prions le lecteur de se reporter quelques pages plus loin au chapitre Accident.

B. Réaction générale. — La réaction générale chez les tuberculeux comprend un certain nombre de symptômes que l'on peut grouper sous les huit chefs suivants :

1° *Troubles thermiques ;*
2° *Troubles circulatoires ;*
3° *Troubles respiratoires ;*
4° *Troubles digestifs ;*
5° *Troubles nerveux ;*
6° *Troubles vaso-moteurs ;*

7° *Troubles sécrétoires;*
8° *Action nécrobiotique.*

1° Troubles thermiques

C'est le trouble le plus fréquent et le plus facile à observer après une injection de tuberculine. Tous les animaux n'y sont pas également sensibles; d'après Arloing et J. Courmont, le bœuf viendrait en première ligne, puis le cobaye, le lapin, le mouton et enfin la chèvre et le chien.

La période d'incubation varie de huit heures à quatorze heures; exceptionnellement, elle peut être réduite à quatre et peut aller jusqu'à quarante-huit heures. Parfois une hypothermie légère précède ou suit l'élévation de la courbe thermique; souvent la fièvre s'établit brusquement sans aucun prodrome.

La période d'ascension de la fièvre est tantôt courte et alors en deux heures la température peut monter de 37° à 40° ou 41°, tantôt au contraire la température s'élève lentement et met huit heures pour atteindre 40°.

La période d'état dure peu, la moyenne est de deux heures, exceptionnellement d'une heure ou bien de cinq à six heures.

La défervescence est généralement rapide, de cinq à dix heures, mais l'hyperthermie peut se maintenir plus de vingt-quatre heures.

Nous donnons ici quelques tracés graphiques empruntés à la thèse de Prautois (235). Ces injections ont été faites sur des malades tuberculeux à des doses variant de 1/2 à 2 centigrammes.

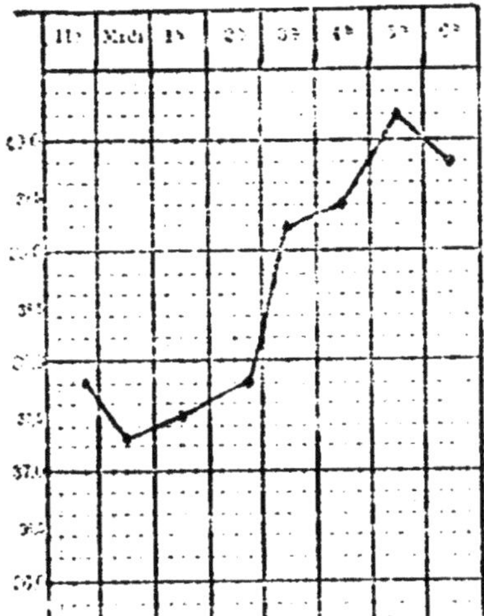

Ascension brusque de la température après l'injection.

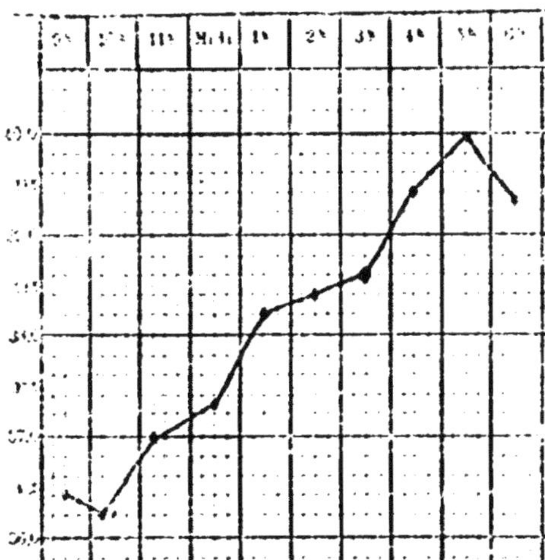

Ascension lente progressive.

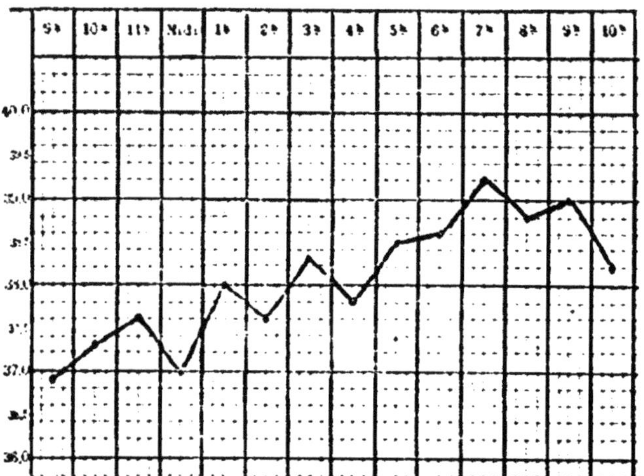

Ascension lente et saccadée.

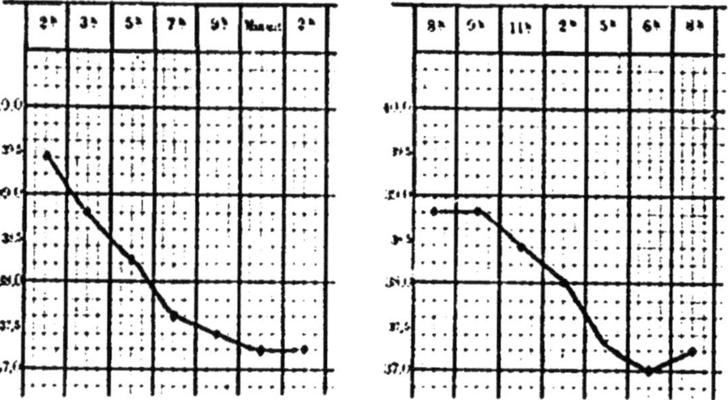

Marche habituelle de la défervescence.

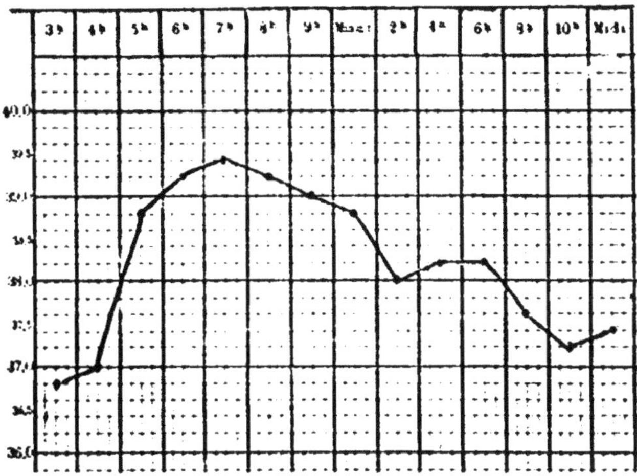

Défervescence en lysis.

Wof (308) dit que la fièvre n'accompagne pas fatalement la réaction; les tuberculeux en voie de guérison ont peu de fièvre après l'injection, souvent ils supportent une dose de 0,001 sans réaction fébrile.

Causes de la réaction fébrile. — D'après Koch, ce serait une fièvre de résorption; l'exagération du travail nécrotique autour des tissus tuberculeux sous l'influence des produits bacillaires serait la cause de l'hyperthermie.

D'après Arloing, Rodet et Courmont (5), l'hyperthermie dériverait d'un autre mécanisme plus général. L'hypothèse de Koch, pour être admissible, suppose que la fièvre ne se développe jamais sur des sujets sains. Or, Arloing, Rodet et J. Courmont (5) ont constaté que chez les animaux tuberculeux, cobayes, lapins ou bovidés, la fièvre peut manquer après injection du médicament. Sénator (274) rapporte l'histoire d'une malade tuberculeuse chez laquelle de nombreuses injections ne produisirent pas d'élévation de température : Leyden, Israël, Billroth, Péan, Hutyra de Buda-Pest et Thomassen d'Utrecht, arrivent au même résultat que les expérimentateurs lyonnais.

Arloing, Rodet, J. Courmont (5) se renseignent d'ailleurs sur l'influence que peut avoir dans l'économie un foyer en voie de nécrobiose sur l'élévation de la courbe thermique ; ils font l'expérience suivante : « Nous prenons deux béliers. Sur l'un on applique une ligature élastique sur le cordon testiculaire ; trois jours plus tard, lorsque les testicules étaient en voie de nécrobiose, on enleva la ligature, puis on observa l'animal pendant dix jours ; l'autre bélier fut laissé intact et observé le même temps. Puis les deux béliers reçurent chacun quatre injections de tuberculine dans le tissu conjonctif sous-cutané de la cuisse. On commença par 5 milligrammes ; on passa à 20 milligrammes ; enfin tout à coup, on finit par 16 milligrammes. Sous l'influence des injections, la température des béliers s'éleva modérément et sensiblement de la même manière sur les deux animaux.

« L'hyperthermie dérive donc probablement d'un autre mécanisme plus général. Il n'est pas invraisemblable qu'elle soit due à la destruction de certains éléments de l'organisme solides ou dissous ; mais celle-ci ne demande pas préalablement la nécrose de quelque partie. Si les tuberculeux manifestent plus de réaction que les sujets sains, il n'est pas irrationnel de supposer qu'ils doivent cette susceptibilité à une diminution de la résistance de leurs éléments solides ou liquides aux causes de destruction. On conçoit que les produits de ces altérations agissent sur les centres nerveux thermogènes. » (Arloing.)

Klein (150) croit que la lymphe de Koch n'a pas une action spécifique sur les foyers tuberculeux; elle agirait sur les streptocoques, staphylocoques, pneumocoques abondant autour des lésions tuberculeuses, activerait leur virulence et favoriserait leur multiplication. D'après Rosenbach (251), la tuberculine n'a pas d'action spécifique; elle donne aux tuberculeux la fièvre comme la donnerait le moindre traumatisme ou accident pathologique.

2° Troubles circulatoires

Nous étudierons successivement les variations du pouls, de la pression, du rythme cardiaque, enfin, les modifications des éléments du sang après l'injection de la lymphe de Koch.

a) *Pouls.* — Le nombre de pulsations peut monter jusqu'à 130 ou 140; l'accélération se fait rapidement et le maximum est atteint vers la dixième ou la douzième heure.

A ce moment-là on a souvent du dicrotisme; la période en est assez lente, il faut quelquefois plusieurs jours avant que le pouls soit complètement normal.

Prautois donne une série de tracés sphygmographiques faits avec l'appareil de Sudgeon, chez un malade où la réaction s'est produite bien nette et a accompli son évolution en quatre jours. Nous les reproduisons ici.

Ce premier tracé est fait une heure avant l'injection. Le pouls est à 60.

Ce tracé est fait 9 heures après l'injection. Le pouls est à 120 et représente le type du dicrotisme le plus parfait.

Ce tracé est fait 24 heures après l'injection. Le pouls est à 112.

Ce tracé est fait 34 heures après l'injection. Le pouls est à 96.

Ce tracé est fait 48 heures après l'injection. Le pouls est à 96. Il est filiforme.

Ce tracé est fait 36 heures après l'injection. Le pouls est à 92. Il tend à redevenir normal, mais la systole est toujours molle.

Ce tracé est fait 3 jours après l'injection. Le pouls est à 96.

Ce tracé est fait 4 jours après l'injection. Le pouls est à 68. Le tracé est identique à celui qu'on avait avant l'injection.

b) *Pression sanguine.* — D'après Senator (274), il y a une abaissement de la pression artérielle considérable proportionnelle, à la fréquence du pouls; Spielmann et Prautois (235) sont d'accord avec cet auteur. Il n'y a pas coïncidence d'après eux entre le maximum des pulsations et la pression minima; ce minimum n'arrive que lorsque le pouls est devenu moins rapide; par contre, l'hypotension peut se maintenir pendant plusieurs jours quand le pouls est de nouveau normal.

Nous reproduisons ici un tracé de Prautois fait avec un sphygmomanomètre de Potain sur la radiale de tuberculeux traités par la tuberculine.

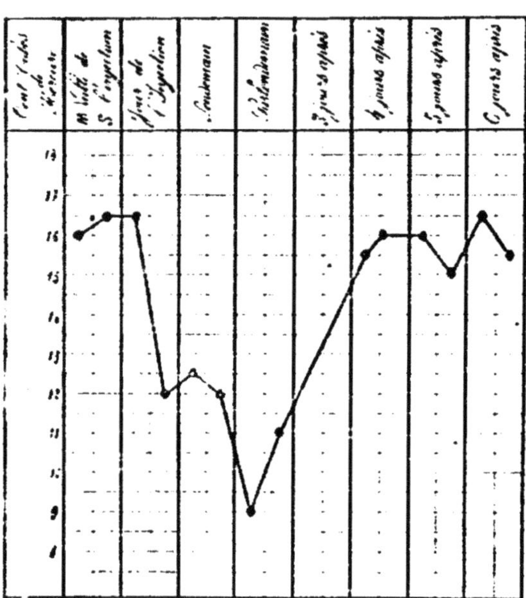

c) *Rythme cardiaque.* — D'après Ewald (85), les contractions du cœur sont moins énergiques ; à l'auscultation les bruits paraissent plus sourds et plus éloignés. On perçoit quelquefois un souffle doux, tricuspidien. Ce souffle, du reste, n'est que passager ; dans quelques cas graves, Ewald aurait observé du rythme fœtal, de l'affolement du cœur, enfin des syncopes mortelles.

d) *État du sang.* — Henoch (119) signale de la diminution de l'oxyhémoglobine ; ce fait est confirmé par Gravitz (106). D'après Botkine (32), il y aurait une augmentation de cellules éosinophiles ; d'après Bischoff (29) et Bursi (43), on aurait une leucocytose très accentuée à la suite d'injections de tuberculine. Cette action chimiotaxique, très visible chez le cobaye, le serait davantage chez le lapin et le chien ; Bursi injecte dans le tissu cellulaire d'un cobaye 1 milligramme de tuberculine, et constate une augmentation des cellules migratrices, mais cette augmentation se ferait également si l'on injectait n'importe quelle substance.

Castellini (56), admet la même hypothèse. Parfois et consécutivement à une dissémination bacillaire sous l'influence du traitement, on aurait trouvé dans le sang le bacille de la tuberculose ; Lipmann (182) trouve des bacilles dans le sang de cent sujets sains après l'injection de tuberculine. Gutmann (100), Hammerle (114) poursuivent sans résultats de nombreuses recherches à ce sujet.

3° Troubles respiratoires

On observe une toux fréquente, pénible pour le malade, durant parfois quelques heures ; la dyspnée n'est pas de règle ; d'après Prantois (235), même dans les cas de réaction vive, le chiffre et le rythme des mouvements respiratoires demeurent absolument normaux ; d'après Oka (217), il y a de grosses différences individuelles, mais cependant le nombre de respirations est plutôt augmenté. D'après cet auteur, cette augmentation est explicable par plusieurs facteurs : la fièvre, la diminution du champ respiratoire, l'irritation pleurale, enfin une action élective de la tuberculine sur les centres respiratoires. D'apres Von Noorden (213), après l'injection il y aurait augmentation de la toux et de l'expectoration, augmentation également de fréquence respiratoire (jusqu'à 60); rarement cet auteur a constaté de la diminution. Enfin, souvent l'injection s'accompagne de douleurs pleurétiques. Von Noorden l'attribue à une réaction locale. Turban (293) ausculte méthodiquement tous les malades du sanatorium de Davos à qui il fait des injections; immédiatement après l'injection, là percussion donne une augmentation de matité; quelques jours après, la matité diminue peu à peu, parfois même elle est remplacée par du son tympanique. A l'auscultation on a une respiration plus calme; les râles deviennent plus fins, les phénomènes cavitaires semblent s'amender au bout de trois ou quatre jours; au spiromètre on constate d'abord une diminution de 200 à 400 c. c. m. mais bientôt tout revient à l'état normal.

4° Troubles digestifs

Les troubles digestifs les plus fréquents sont l'anorexie, la sécheresse et l'état saburral de la langue; une soif ardente, des nausées et des vomissements qui ne durent du reste que très peu de temps; rarement on constate la diarrhée; de même on a signalé comme accident rare la coloration subictérique des téguments s'accompagnant d'augmentation de volume du foie et de la rate.

5° Troubles nerveux

Le système nerveux est impressionné comme à la suite de toute maladie infectieuse. On a de l'abattement, des courbatures, des céphalées, parfois des vertiges, de l'insomnie, de l'agitation. Ebstein (81) a observé des psychoses, suite de delire; des accès épileptiformes; enfin de la mydriase avec paresse de l'accommodation, signe d'une intoxication profonde du système nerveux.

6° Troubles vaso-moteurs

Comme toutes les toxines microbiennes, la tuberculine possède une action vaso-dilatatrice non douteuse; à l'autopsie de sujets tuberculeux ayant succombé après avoir été traités par la tuberculine, Virchow (301) trouve des pneumonies imputables d'après lui à l'action du remède; Grasset (106) signale des hémoptysies chez les tuberculeux traités par la lymphe; nous étudierons les détails de ces observations au chapitre « Accident ». Arloing, Rodet et J. Courmont (5) montrent expérimentalement l'existence de cette paralysie vaso-motrice; ils introduisent la tuberculine dans le derme cutané d'une région transparente, sur la pointe d'une lancette; l'oreille d'un lapin blanc leur sert de sujet d'expérience; ils font un traumatisme semblable du côté opposé; un quart d'heure après, on trouve une zone congestive assez forte là où la tuberculine a été introduite. Autre expérience des mêmes auteurs : ils injectent 7 centigrammes de tuberculine pure dans le tissu conjonctif de la cuisse d'un chien : on a d'abord de l'état ataxique des vaisseaux ; quelque temps après, ils se dilatent et se resserrent alternativement; enfin au bout de quelques heures, la constriction s'établit en même temps qu'on a de l'abaissement de la température rectale.

Comment expliquer cette action si remarquable de la lymphe de Koch ? Arloing (6 bis), dans un compte rendu fait à l'Académie des sciences en septembre 1891, après avoir rappelé les travaux de Bouchard et de Morat et Doyon, cite son étude sur les produits de culture du staphylocoque doré et montre l'influence de sa toxine sur le système nerveux ; l'action de la toxine de la tuberculine serait en tout point identique. Arloing a constaté : « qu'une culture de staphylocoque, incapable à elle seule de déterminer la formation d'un abcès véritable dans le tissu conjonctif du lapin, pouvait déterminer la production de pus si l'animal recevait dans le sang le bouillon filtré d'une ancienne culture de staphylocoque. L'action prédisposante des produits du staphylocoque paraît s'être bien exercée dans ce cas par l'intermédiaire du système nerveux ; car si l'on coupait tous les nerfs qui se rendent au point où l'on a injecté les staphylocoques, on n'obtenait plus qu'un simple phlegmon qui se résolvait en quelques jours.

« On peut se demander si l'action spéciale des substances solubles du staphylocoque, évidente sur le système nerveux, s'accompagne réellement et principalement de l'hyperexcitabilité des centres vaso-dilatateurs.

« Il faut répondre affirmativement à cette question. En effet, si l'on provoque l'activité du centre vaso-dilatateur situé à l'origine du nerf de Cyon, avant, puis après l'imprégnation de l'organisme du lapin avec les produits de culture du staphylocoque doré, on constate que l'excitation du bout central du nerf dépresseur entraîne une diminution de la tension artérielle, plus grande et plus prolongée après l'injection des substances favorisantes dans les veines. Et si, comme corollaire, on excite dans les mêmes conditions les deux bouts du nerf auriculaire du lapin après l'avoir sectionné, on s'aperçoit que l'action vaso-dilatatrice de ce nerf est accrue surtout dans le bout central.

« Ces expériences témoignent donc en faveur d'une modification de l'appareil nerveux vaso-dilatateur, portant principalement sur les centres. »

En conséquence de cette action vaso-dilatatrice on constate chez les malades injectés avec la tuberculine de la rougeur de la face et de l'injection des vaisseaux des conjonctives.

7° Troubles sécrétoires

Ils portent sur l'expectoration, la sueur, les urines.

a) *Expectoration.* — Gutmann (109), Naunyn (207), Prantois (235) ont étudié l'action de la tuberculine sur l'expectoration des phtisiques. D'après Pranfois (235), deux cas sont à considérer: le malade crachait ou ne crachait pas avant le début du traitement. Si le malade n'expectorait pas, les injections de tuberculine peuvent déterminer une expectoration séro-purulente pouvant parfois contenir des bacilles. Si le malade crachait, la richesse bacillaire de l'expectoration est accrue au cours de la réaction. D'après Amann (2) (de Davos), l'expectoration est augmentée, les bacilles après l'injection se trouvent en plus grande abondance, enfin, fait très curieux, les bacilles colorés se décolorent plus difficilement.

D'après Nuttan et Wright (214), les crachats de tuberculeux injectés à la tuberculine inoculés à des cobayes sont aussi virulents que ceux de malades non injectés.

Lipari (184) dit que les bacilles présentent une certaine altération morphologique après l'injection. De plus ils diminuent immédiatement après la première injection, augmentent ensuite pour atteindre le maximum une huitaine de jours après, rediminuent ensuite et dans quelques cas disparaissent.

D'après Plane (221), les bacilles augmentent dans l'expectoration mais sont fragmentés et bien moins toxiques.

b) *Sueur.* — Les injections de tuberculine ne semblent déterminer aucune action spéciale sur la sécrétion sudorale.

c) *Urine.* — Crisafulli (65), analysant les urines de vingt et un tuberculeux injectés à la tuberculine.

signale l'augmentation des urines jusqu'à 300-400 c. c. dans la plupart des cas. Dans un cas, cette augmentation était accompagnée de glycosurie : la diminution des urines est un phénomène assez rare : une fois il a des traces d'albumine ; la peptonurie se trouve dans la moitié des cas ; jamais d'acétonurie ; enfin l'urobilinurie manque rarement.

Kahler (142) signale la peptonurie trente-trois fois sur 200 cas. L'hémoglobinurie, l'urobilinurie sont plus rares.

D'après Hirschfeld (125), l'urée, l'acide urique diminuent en grande quantité ; les chlorures et les phosphates augmentent au contraire.

D'après Hoppe-Seyler (128), après une injection de tuberculine on a de la polycholie se montrant par la présence de l'urobiline dans l'urine : ce dernier phénomène, il est vrai, ne se montre que lorsque la réaction est très forte.

8° Action nécrobiotique

Koch (154) s'exprime ainsi : « Dans les substances contenues dans la tuberculine, il se trouve une substance qui, à un degré de concentration déterminé, tue le protoplasma vivant et y provoque une altération qui aboutit à l'état désigné par Weigert sous le nom de nécrose de coagulation. » D'après Koch (154), on trouve de nombreux bacilles dans les organes atteints de tuberculose récente, par exemple dans la rate ou le foie d'un cobaye rempli de granulations grises ; les bacilles au contraire sont rares ou font complètement défaut lorsque la rate très hypertrophiée ne consiste presque plus qu'en une substance blanchâtre à l'état de nécrose de coagulation comme on l'observe fréquemment après la mort naturelle chez le cobaye tuberculeux. Le bacille isolé ne peut donc pas provoquer la nécrose à grande distance, car aussitôt que la nécrose a atteint une certaine étendue, la croissance du bacille diminue ainsi que la production de la substance qui détermine la nécrose. Il se produit ainsi une sorte de compensation réciproque. La végétation des bacilles isolés a donc comme conséquence une action isolée également, comme par exemple dans le lupus, dans le ganglion scrofuleux : dans ce cas la nécrose ne s'étend d'ordinaire qu'à une partie de la cellule qui prend ensuite dans son développement extérieur la forme typique de la cellule géante. Telle est l'opinion de Weigert sur la formation des cellules géantes.

Nous pouvons donc résumer ainsi les idées de Koch : la tuberculine ne tue pas le microbe, mais elle nécrobiose les tissus tuberculeux et par cela même trouble les bacilles dans leur végétation et hâte par conséquent leur mort.

L'hypothèse de Koch n'a pas été admise par tout le monde.

Middendorp (202) conteste ces idées : d'après lui, la tuberculine ne pourrait éliminer les bacilles pour une raison bien simple, c'est que, excepte dans les cavernes pulmonaires ouvertes, on ne trouve généralement pas de bacilles dans les tissus tuberculeux. Rindfleisch (249) conteste la valeur nécrobiosante de la tuberculine; de même Schimmelbusch (262); Browicz (54) nie également cette action: d'après lui, sous l'influence de la kochine, il n'y aurait pas de nécrose des foyers tuberculeux, mais plutôt une inflammation typique avec exsudation. Cette inflammation peut même prendre un caractère hémorragique ou purulent. Klebs (147) admet bien aussi l'action nécrobiosante, mais d'après lui les bacilles, loin de périr, pourraient acquérir par cette action une force et une virulence nouvelles.

Telles sont les différentes actions de la tuberculine primitive.

Hunter (131) a essayé de chercher le rôle des substances de la tuberculine dans ses différentes actions. Nous résumerons quelques-unes de ses conclusions.

La propriété inflammatoire locale, les propriétés hyperthermisantes, enfin les propriétés provocatrices des autres troubles généraux sont très complexes: elles ne sont pas dues à un principe unique, mais à trois substances au moins, qui sont: les albumoses, les alcaloïdes, enfin les matières extractives. L'action curative et l'action inflammatoire de la tuberculose sont dues à de certaines albumoses: son action hyperthermisante appartient surtout aux substances albuminoïdes. Par la dialyse, on peut en effet débarrasser la tuberculine des principes hyperthermisants. La fièvre et les inflammations n'étant pour rien dans les effets curatifs, Hunter les isole pour faire une nouvelle tuberculine que nous étudierons plus loin.

D'après lui, les propriétés de la tuberculine sont donc dues en partie aux substances albuminoïdes séparables par la dialyse et peut-être par certaines albumoses.

D'autres auteurs, parmi lesquels Buchner (38), Rœmer (250), Klemperer (151 *bis*), ont fait des recherches tendant à établir que le principe actif de la tuberculine est contenu dans les protéines du corps des bacilles tuberculeux. De vieux bouillons de culture renfermant beaucoup de bacilles contiennent ces protéines en faible proportion. On les obtient en solutions plus riches en faisant bouillir les cultures dans leur bouillon ou dans de l'eau. Ce qui caractérise ces protéines, c'est leur résistance à l'ébullition prolongée pendant plusieurs heures, bien différentes en cela des toxalbumines qui sont rapidement détruites par le chauffage à 80° ou 100°.

Les protéines extraites d'autres bactéries semblent avoir une action semblable à celles tirées du bacille de la tuberculose. Klemperer obtient à l'aide de la pyocyanine une réaction locale et générale identique à celle de la tuberculine. Rœmer avec des protéines extraites du pneumo-bacille. Buchner avec des protéines provenant de différentes bactéries.

D'après Strauss (284 *bis*), « le principe actif de la tuberculine, si subtil et qui exerce une action si puissante sur l'homme tuberculeux, n'est pas une simple protéine. C'est sans doute une substance spéciale, élaborée dans le corps même du bacille et qui en est extraite en même temps que la protéine sur laquelle elle est fixée et qui lui sert simplement de véhicule.

D'autres bactéries peuvent élaborer des substances analogues, que l'on obtient également par les moyens d'extraction des protéines, mais dont la spécificité d'action chez les tuberculeux, si elle existe réellement, demande à être étudiée d'une façon plus rigoureuse et plus complète ».

La tuberculine et ses effets étant connus maintenant, nous allons étudier ses doses et son mode d'emploi.

CHAPITRE III

DOSES ET MODE D'EMPLOI

La lymphe, préparée comme nous l'avons vu plus haut, est contenue dans de petits flacons en verre bouchés à l'émeri ; ces flacons ne contiennent pas plus de 5 grammes. La tuberculine s'altère très facilement sous l'action de la chaleur, du froid, de la lumière et de l'humidité. Aussi est-il nécessaire de la mettre dans un endroit obscur et sec. Il est préférable également de la préparer au fur et à mesure du besoin.

Quant aux doses, elles sont variables suivant le sujet, animal ou homme, enfant ou adulte, et suivant le but que l'on se propose, diagnostic ou thérapeutique. Étudions-les successivement :

A. — *Pour le diagnostic ;*

B. — *Pour la thérapeutique.*

A. — Pour le diagnostic

a) *Chez l'animal*, les doses sont très variables, suivant sa grosseur ; pour les bovidés, Nocard (210) conseille d'injecter en une seule fois une dose massive de 0 gr. 50. Weber (303) est du même avis que Nocard.

b) *Chez l'homme.* Rosenbach (252) emploie pour le diagnostic de 0 gr. 0001 à 0 gr. 005. C'est la dose que l'on emploie dans le service du professeur Leyden à l'hôpital de la Charité de Berlin. C'est la dose également qu'emploie Rumpf. Grasset (105) l'emploie à toutes petites doses : 2 dixièmes de milligramme, 3 dixièmes, au maximum 5 dixièmes. Bien que l'on doive en général tenir compte de la constitution et de l'âge du sujet pour l'appréciation de la quantité injectée, Schreiber (263) nous dit que les nouveau-nés sont très peu sensibles à l'action de la tuberculine et qu'on peut leur faire absorber jusqu'à 5 centigrammes de lymphe sans produire chez eux de réaction marquée. (Voir pour plus de détails le chapitre : Valeur diagnostique.)

B. — Pour la thérapeutique

Nous n'indiquerons ici que quelques-unes des principales doses employées doses employées, et renvoyons pour les détails au chapitre : Valeur thérapeutique.

Koch (154) s'exprime ainsi : « On commence par des injections de un demi à un milligramme par jour selon le cas et la taille du sujet. On élève graduellement la dose pendant un ou deux jours, jusqu'à ce que malgré des doses relativement fortes (0,01 centimètre cube) on ne voit plus apparaitre de réaction générale. La médication peut être suspendue plusieurs fois de suite au bout d'un certain temps. »

D'après Gutmann et Ehrlich (112) il faut commencer le traitement avec un dixième de milligramme, augmenter tous les jours d'un dixième jusqu'à ce que la dose soit de 1 milligramme : on interrompt alors un jour puis on augmente chaque jour de deux dixièmes : on s'arrête de nouveau quand on a 3 milligrammes, puis on augmente de un demi-milligramme jusqu'à ce qu'on atteigne un centigramme. Teleky (288) injecte 4 centigrammes de lymphe. Il a une réaction ordinaire malgré cette énorme quantité, contrairement à ce qu'annonçait Schreiber.

Wendt, de Philadelphie (306), croit que les enfants sont beaucoup plus sensibles que les adultes à l'action de la tuberculine : il en soigne seize de dix-neuf mois à seize ans et ne leur injecte au début que 0 gr. 00025.

MODE D'EMPLOI

C'est en injection sous-cutanée que s'administre la tuberculine.

On se sert de la seringue de Koch, en Allemagne ; de la seringue de Roux en France, après avoir fait l'asepsie de la région avec du savon et de la liqueur de van Swieten.

Le lieu de prédilection est la région interscapulaire au niveau de la partie moyenne de l'omoplate. L'injection doit être faite profondément dans le tissu sous-cutané.

Quelques auteurs ont proposé d'appliquer la tuberculine en badigeonnage pour les tuberculoses externes (Neisser) (203).

Enfin Leser (176), dans les cas de cavernes tuberculeuses bien limitées et facilement accessibles au chirurgien, propose de pénétrer jusqu'à la caverne, de la badigeonner avec une solution de tuberculine à 1 p. 100, enfin d'injecter en même temps le malade par la voie sous-cutanée avec un demi-milligramme de tuberculine. Dans un cas il aurait vu une caverne diminuer de moitié consécutivement au traitement.

Il est le seul du reste à proposer une pareille méthode.

CHAPITRE IV

VALEUR DIAGNOSTIQUE DE LA TUBERCULINE

Nous l'étudierons :

A. — *Chez l'animal.*
B. — *Chez l'homme.*

A. — Chez l'animal.

D'après Koch (153), l'inoculation de quantités très faibles de tuberculine amène chez le cobaye tuberculeux une réaction très sensible. Chez le cobaye sain, elle ne produit rien ou presque rien.

Arloing, Rodet et J. Courmont (5) dans leurs recherches expérimentales sur la tuberculine se demandent si cette substance a vraiment la valeur que lui attribue son auteur. D'après eux, il faudrait pour faire de la tuberculine un moyen réel de diagnostic :

1° Démontrer que la réaction fébrile ne manque jamais chez les tuberculeux ;

2° Pouvoir déterminer la dose moyenne qui n'ébranlant jamais les sujets sains, impressionnera les tuberculeux ;

3° Établir que les malades atteints d'une affection autre que la tuberculose ne présentent pas la même susceptibilité que les tuberculeux.

Ils examinent soigneusement ces trois propositions :

1° *La fièvre peut-elle manquer chez les tuberculeux ?* — Arloing, Rodet, J. Courmont, chez quelques animaux tuberculeux, cobaye, lapin et bovidés, ont remarqué l'absence de fièvre. Ils citent notamment le cas d'une vache atteinte de mammite tuberculeuse n'ayant qu'une élévation de température de 0°,2 après l'injection.

2° *La dose moyenne n'existerait pas.* — Non seulement le lapin ne réagit pas comme le cobaye, le cobaye comme le chien, mais encore les animaux d'une même espèce varient entre eux. Un bœuf sain avait une augmentation de 1° avec 4 milligrammes tandis qu'une vache malade ne réagissait que de 0°,4 avec la même dose. Schulz (266) fait une observation identique.

3° *Les tuberculeux enfin ne sont pas les seuls à réagir à la tuberculine.* — Siedamgrotzky de Dresde, sur des quantités d'animaux tuberculeux examinés, voit avec étonnement que l'animal qui avait le mieux réagi était atteint d'échinocoque.

Cependant Arloing, loin de nier à la tuberculine toute valeur diagnostique, reconnait que les animaux qui recèlent des lésions tuberculeuses réagissent plus souvent et plus vivement que les animaux sains.

La plupart des médecins ou vétérinaires qui se sont occupés de la question admettent du reste une valeur diagnostique presque incontestable à la tuberculine. En France il nous faut citer Nocard, Barrier, Weber ; en Allemagne Gravitz, Gutmann, Feser ; en Suisse Hess ; en Angleterre Dewar et Heron ; en Danemark Bang.

En France Barrier (17 bis) s'exprime ainsi :

« En employant dès la première injection une forte dose de tuberculine (50 centimètres cubes) après repos et observation préalable du sujet, il y a beaucoup de chances d'obtenir avec cette substance une réaction suffisamment nette et rapide sur l'animal tuberculeux.

« La même injection a toute chance de ne rien produire ou de ne déterminer qu'une hyperthermie insignifiante sur le bovidé sain.

« 2° Dans ces conditions, la tuberculine peut donc constituer, si on sait la manier et si l'on en connait l'activité, un moyen adjuvant d'une certaine importance pour l'établissement du diagnostic précoce de la tuberculose. »

Nocard (210), dans un article de la *Gazette médicale de Paris*, donne les premiers résultats de ses expériences.

Il injecte 57 bœufs :

19 bœufs, dix à vingt heures après une injection de 20 à 40 centimètres cubes ont une élévation de température de 1°,4 à 2°,9. A l'autopsie, 17 de ces bœufs

sont tuberculeux, 2 seulement ne le sont pas, malgré la réaction thermique. 38 bœufs ne présentent aucune élévation thermique ou réaction quelconque. A l'autopsie 36 sont tuberculeux, 2 ne le sont pas.

La tuberculine serait donc d'après cet auteur un excellent moyen de diagnostic pour la tuberculose chez les bovidés. Il continue ses expériences et bientôt (211) il nous en donne les résultats qui concordent absolument avec ses premières conclusions.

Weber (304) donne les résultats de ses expériences sur une centaine de bovidés: ils sont absolument favorables quant à la valeur de la tuberculine comme moyen de diagnostic de la tuberculose bovine.

En Allemagne, à part Gravitz (106 bis), défavorable, les autres auteurs admettent presque tous que la lymphe de Koch est un bon moyen de diagnostic: Feser (87) fait 7.000 injections, il n'y a pas d'accidents; les renseignements donnés par la tuberculine étaient exacts dans la majorité des cas. Gutmann (111) inocule 486 bovidés; chez 189, soit 38,88 p. 100, il n'obtient pas de réaction; sur 81, soit 16,66 p. 100, il y a une petite élévation de température; enfin chez 215, soit 44,44 p. 100, il y a une réaction thermique très accentuée. L'examen clinique concorde en tous points avec les renseignements donnés par la tuberculine; seuls les animaux de la première catégorie sont absolument sains et leur chair peut être livrée sans aucun danger à la consommation. Les autres sont douteux ou malades, et la vente de leur chair peut constituer un danger public. On conçoit donc immédiatement l'importance que peut acquérir la tuberculine.

Hess en Suisse (124) l'expérimente sur un millier de bovidés ; il conseille vivement l'emploi de la tuberculine comme moyen de diagnostic de la tuberculose bovine.

En Danemark d'importants travaux sont faits sous la direction de Bang. De 1893 à 1897, il examine à la tuberculine 53.000 bœufs. La réaction se produit chez un nombre considérable de ces derniers jusqu'à 86 p. 100. Le diagnostic contrôlé cliniquement était juste. Bang, effrayé du nombre considérable des bœufs malades, propose d'abattre immédiatement et de faire disparaître la chair de tout animal qui, injecté avec 0 gr. 2 à 0 gr. 5 de tuberculine réagit après une dizaine d'heures et dont la température monte au moins à 40°.

En Angleterre, Héron (20 bis), Dewar (74 bis) se servent avec succès de la tuberculine comme diagnostic. D'après ce dernier, lorsque la tuberculine est bien appliquée, 98 p. 100 des résultats indiqués par la lymphe de Koch sont exacts. Quoi qu'il en soit, nous arrêtons ici nos citations ; la tuberculine de l'avis presque unanime est un excellent moyen de diagnostic de la tuberculose bovine et on peut dire avec raison que la découverte de Koch mérite au moins à ce point de vue d'être considérée comme une des inventions les plus puissantes de la médecine vétérinaire.

A l'heure actuelle, elle est du reste employée à ce titre presque universellement. La tuberculine, excellent moyen de diagnostic chez l'animal, peut-elle être employée chez l'homme ? C'est ce que nous allons examiner maintenant.

B. — Chez l'homme

Pour l'étude du diagnostic chez l'homme, nous examinerons d'abord si les trois conditions exigées par Arloing dans ses recherches expérimentales sur l'animal sont remplies pour l'homme. Nous citerons ensuite les recherches des différents cliniciens; montrant celles qui sont favorables, celles qui sont défavorables.

Pour les animaux, rappelons qu'Arloing a cherché :

1° Si la réaction fébrile pouvait manquer chez les tuberculeux :

2° S'il existe une dose moyenne pour impressionner les tuberculeux :

3° Si les malades non tuberculeux ou bien atteints d'une autre affection que la tuberculose ne présentent pas les mêmes susceptibilités à la tuberculine.

1° *La fièvre peut-elle manquer chez les tuberculeux après une ou plusieurs injections de tuberculine convenablement administrée ?* — Dans les nombreuses observations que nous avons parcourues nous n'en trouvons aucune d'absolument concluante démontrant que la tuberculine injectée à une dose minima d'un demi-milligramme n'ait pas fait monter la température au moins de deux dixièmes de degré.

2° *Existe-t-il une dose moyenne pour impressionner les tuberculeux?* — Comme nous l'avons déjà vu, comme le dit du reste Koch lui-même, un milligramme de tuberculine doit être largement suffisant pour amener chez un malade tuberculeux une réaction thermique suffisamment évidente, mais ce fait est contesté par différents auteurs. Rosenbach (251) s'exprime ainsi :

« Chez certains fébricitants tuberculeux, après une injection de 1 à 5 milligrammes, il faut quelquefois deux jours avant d'avoir une réaction. Chez les tuberculeux ayant de la fièvre, il faut une dose considérable pour avoir une augmentation thermique. »

Lumniczer (190) dit qu'il y a des variations individuelles considérables et même quelquefois la réaction locale est en raison inverse de la réaction générale, c'est ainsi que les petites doses n'amènent pas de fièvre notable. Kahler (141) a des résultats très variables. Chez certains sujets tuberculeux un dixième de milligramme donnait une élévation thermique considérable ; par contre, plusieurs milligrammes ne donnaient rien.

Ebstein (81) dit qu'il est impossible de savoir à quelle dose commence la réaction thermique.

3° *Les malades sains ou atteints d'autres affections que la tuberculose réagissent-ils à la tuberculine ?*

Chez l'homme sain :

Maydl (199) inocule un de ses assistants bien portant avec 6 milligrammes de tuberculine ; à son grand étonnement après trente-six heures ce dernier a une réaction intense.

Enoch (119), Schreiber (263), Ebstein (83), Escherich (83 *bis*) injectent jusqu'à 5 milligrammes chez des enfants sains sans obtenir de trouble.

Chez l'homme atteint d'autres affections que la tuberculose: Maydl (199) obtient une réaction chez des carcinomateux. Péan par contre, nous dit Gaflié (97) dans sa thèse, n'a pas de réaction dans un cas de cancer. Toujours d'après le même auteur, Cornil et Spielmann injectent des syphilitiques et n'ont pas de réaction. Strauss et Teissier auraient eu une fois une légère réaction. Poncet (239) l'expérimente sur 20 malades de son service et donne ses résultats dans le tableau schématique que nous donnons à la page suivante.

Intéressantes sont les recherches sur la lèpre; Kaposi (146), Kahler (141), Babes et Kalendero (14) (144) injectent de la tuberculine à des lépreux.

Ils obtiennent la plupart du temps une réaction générale et même locale. Mais ces auteurs insistent sur les différences qui existent entre la réaction chez le lépreux et le tuberculeux. Dans la lèpre, la réaction est presque immédiate, elle suit l'injection d'une heure, la fièvre dure plus longtemps, enfin l'état général est plus grave que chez le tuberculeux où la réaction est aussi plus tardive.

Quoi qu'il en soit, la tuberculine est employée comme moyen de diagnostic par de nombreux auteurs. Parmi les défenseurs de la tuberculine comme moyen de diagnostic à l'étranger, il nous faut citer en première ligne, après Koch et ses élèves, Krause (163), Ewald (85), Epstein (83), Stintzing (283), Lévy (179), Irsai (132), Leyden (180), Bergman (23), Denison (72) en Angletesre, Guida (107), et Ulisse (296) en Italie, pour les tuberculoses chirurgicales

Tableau synoptique des malades non tuberculeux inoculés par Poncet à la Tuberculine.

LÉSIONS PATHOLOGIQUES	Injection maxima	Reaction generale	Reaction locale	Température maxima
Luxation ancienne du coude . . .	0.004	marquée	douleurs	38.4
Fracture ancienne du fémur . . .	0.036	—	nulle	38.6
Sarcome de la joue	0.004	légère	grandes douleurs	38.9
Varicocèle	0.004	marquée	nulle	39.4
Pelvi-péritonite légère	0.002	—	—	37
Fistule branchiale	0.002	légère	—	38.2
Rupia syphilitique	0.004	nulle	—	38.5
Syphilomes multiples	0.008	—	—	normale
Epithelioma de la tête	0.006	marquée	—	39
Arthrite sèche déformante	0.006	—	—	39.7
Carcinome du sein	0.004	—	—	40.2

ainsi que Ganghofner et Bayer (98) de Prague. Rosenbach (252) s'exprime ainsi : « Si chez les fébricitants, après les injections de petite dose, on a une réaction, il faut penser à la phtisie pulmonaire. La réaction n'a-t-elle pas lieu, est-elle très faible ou tardive, on peut nier cette maladie. D'après Henck (118), la tuberculine décèle les tuberculoses les plus cachées et les plus douteuses. Meyer (201) cite le cas d'une jeune femme considérée comme atteinte d'une péritonite tuberculeuse. On lui injecte une petite dose de tuberculine. Immédiatement après l'injection on a de la métrorragie et pas de diarrhée : l'auteur admet une tuberculose ovario-salpingienne sans tuberculose intestinale.

Parmi les adversaires de la tuberculine comme moyen de diagnostic, citons :

Rietzkow (248) ; d'après lui la lymphe de Koch n'est d'aucune utilité pour le diagnostic.

D'après Pel (224), l'injection de Koch, même à petite dose, peut toujours devenir dangereuse. On ne peut prévoir l'intensité de la réaction ni savoir si cette dernière s'arrêtera ; aussi en raison des dangers auxquels on peut exposer le malade, il s'abstient. « *In dubio abstine* », dit-il. Geisler (100) est absolument défavorable à l'emploi de la tuberculine ; de même Læsch (188), Lumniezer (190), Kabler (141), Schroetter de Vienne (265), Henschen et Rosen, de Norwège (120).

En France, la tuberculine a été peu expérimentée au point de vue diagnostique. Tout d'abord les cliniciens étaient effrayés par les premiers résultats annoncés par les physiologistes sur les animaux ; puis on l'employa de préférence comme moyen thérapeutique, car il s'agissait de malades réellement tuberculeux.

On craignait, en l'employant comme diagnostic, d'infecter les sujets qui pouvaient ne pas être tuberculeux ; cependant quelques auteurs l'expérimentent. Parmi eux, signalons Grasset et Vedel, Landouzy, Hutinel, enfin Combemale et Raviard. Grasset (105), dans une première communication, donne le résultat de 25 injections. Il emploie des doses minimes absolument inoffensives, « 2 dixièmes à 3 dixièmes de milligramme », et conclut ainsi :

« 1° L'épreuve de la tuberculine doit être réservée aux cas suspects ou douteux pour lesquels la clinique et le laboratoire ne fournissent pas de signes de certitude nosologique ;

« 2° Les faibles doses, les seules qu'il faut employer, ne donnent rien dans les tuberculoses avancées ;

« 3° Le sujet à éprouver doit être apyrétique, mis au repos et la température doit être relevée toutes les trois ou quatre heures ;

« 4° La solution aqueuse de tuberculine, dosée à 1 déci-milligramme par centimètre cube sera préparée aseptiquement, employée fraîchement et doit être d'une limpidité parfaite ;

« 5° L'élévation thermique observée doit dépasser nettement 1 degré pour être comme positive et démonstrative ; le maximum atteint ordinairement 1° à 2°, jusqu'à 3° ;

« 6° On commencera par la dose de 3 déci-milligrammes pour recommencer à 5 déci-milligrammes si les premiers résultats sont nuls ou incertains.

« 7° D'une façon générale, la réaction thermique commence de douze à vingt-quatre heures après l'injection et dure douze à quarante-huit heures, le maximum étant compris entre vingt et trente heures.

« Il est dès lors préférable de faire l'injection le soir vers 5 heures, afin de pouvoir mieux suivre la réaction le lendemain.

« On peut observer aussi des réactions plus tardives.

« 8° Les injections de tuberculine faites suivant les règles énoncées constituent un moyen inoffensif et très important de diagnostic précoce de la tuberculose humaine. »

Le professeur Hutinel (131 *bis*), s'inspirant des expériences de Nocard et se basant sur l'identité de la tuberculose humaine et de celle des bovidés, essaie les injections de tuberculine sur les enfants cachectiques de l'hôpital des Enfants-Assistés. C'est à lui que revient en France le mérite d'avoir étudié le plus et le mieux la valeur diagnostique de la tuberculine dans les cas où la clinique était impuissante à éclairer le médecin sur la nature de l'affection des petits malades. D'après lui, la tuberculine constitue par excellence le réactif de la tuberculose pulmonaire infantile.

Tel n'est pas l'avis de Weill (1) de Lyon qui, expérimentant en 1896 la tuberculine chez les enfants

(1) Il nous faut remercier M. le professeur Weill qui, très obligeamment, nous a permis de rechercher ces renseignements dans des documents jusque-là inédits.

dans son service de la Charité, l'essaie chez dix d'entre eux. L'ayant employé avec beaucoup de précautions et ne se servant que de doses très minimes (1 dixième à 5 dixièmes de milligramme), il n'a pas d'accidents. Les résultats sont très incertains, et d'après Weill, elle ne donne aucun renseignement sûr pour le diagnostic. Aussi Weill abandonne-t-il bientôt son usage. Verneuil à Paris (299) se sert de la lymphe de Koch pendant quelque temps pour le diagnostic des tuberculoses chirurgicales. D'après lui, la valeur diagnostique de la tuberculine est incertaine et irrégulière. Son emploi peut amener l'aggravation des lésions locales ; par conséquent, il ne faut pas l'employer, car en plus du danger de mort dans lequel elle met le malade, elle peut constituer un obstacle aux moyens cliniques ordinaires. Poncet, de Lyon (239), est plus optimiste et a obtenu, surtout dans des adénites de nature douteuse, des renseignements exacts.

Comme nous venons de le voir, il est donc admis presque généralement en France que les injections de tuberculine, même employées à faible dose pour le diagnostic, sont dangereuses pour le malade.

On a néanmoins continué en Allemagne les injections de tuberculine ces dernières années. Guinard de Lyon, adversaire au début de la méthode de Koch, revient du sanatorium de Friedrichsheim favorable à l'emploi de la tuberculine pour le diagnostic. Cet auteur nous a très obligeamment prêté ses notes personnelles inédites et nous y relevons les passages suivants :

« Il est incontestable que l'on ne doit pas infirmer

des faits observés par des expérimentateurs de la valeur d'Arloing, Daremberg, etc.; mais on peut très bien admettre qu'avec des méthodes différentes, les faits peuvent être différents. C'est ce qui s'est passé en Allemagne où, sans se laisser dominer par la crainte des accidents et des insuccès du début, on a poursuivi l'étude des injections de tuberculine que l'on a employées non seulement comme procédé diagnostique, mais aussi comme moyen thérapeutique,....

« Dans la plupart des sanatoriums allemands et hors même des sanatoriums, on n'hésite pas à recourir aux injections révélatrices dans tous les cas où le diagnostic est douteux. C'est également la pratique adoptée dans le sanatorium de Rutland (Massachussets) où sur 141 malades traités en 1900, on en compte 136 soumis à des injections de tuberculine. Enfin, au dernier Congrès britannique de la tuberculose, les avis exprimés ont été unanimes en faveur de l'innocuité des injections. Aussi semble-t-il, comme Koch lui-même l'a dit, que l'on doit revenir sur l'impression première, et ne pas conserver plus longtemps pour l'emploi méthodique de la tuberculine les craintes exagérées que l'on a eues au début.

Sur 37 malades tuberculinisés par Rumpf et Guinard, 27 ont donné des réactions positives. Sur les 27 malades qui ont réagi positivement, 15 fois les auteurs obtiennent des indications précises sur le siège de la lésion.

Telle est l'opinion de quelques auteurs sur la tuberculine comme moyen de diagnostic, nous allons l'étudier maintenant comme agent thérapeutique.

CHAPITRE V

VALEUR THÉRAPEUTIQUE ET PRÉVENTIVE DE LA TUBERCULINE.

A ce sujet, Koch (153) s'exprime ainsi :

« L'importance du liquide comme remède, comme agent curatif est beaucoup plus grande que celle qui se rapporte à la question du diagnostic..... Je suis disposé à admettre qu'une phtisie commençante peut être guérie d'une façon certaine à l'aide de ce remède..... Si les malades à grandes cavernes ne sont pas guéris, ils ont dans la plupart des cas une amélioration passagère..... A partir du moment où le tuberculeux traité par des doses de plus en plus croissantes ne manifeste qu'une réaction aussi faible que l'on observe chez l'homme sain après l'injection, on peut admettre que tout tissu tuberculeux susceptible de réaction a cessé de vivre..... »

Nous étudierons la valeur thérapeutique de la tuberculine comme nous avons étudié sa valeur diagnostic ; c'est-à-dire :

A. — *Chez l'animal.*
B. — *Chez l'homme.*

Remarquons cependant que la méthode de Koch, issue tout entière du laboratoire, repose surtout sur des documents empruntés à l'expérimentation sur l'homme.

Les publications sur la valeur thérapeutique de la tuberculine chez l'homme se sont accumulées dans des proportions formidables tandis que parallèlement l'expérimentation chez les animaux n'a été que peu suivie. Cependant l'étude expérimentale sur l'animal a suscité quelques travaux très importants; ce sont surtout ceux d'Arloing, Courmont et Rodet (5), Jaccoud (133), Dujardin-Baumetz (79 *bis*), Dubief (79) en France: Spengler (279), Pfühl (229), Kitasato (146), Czapleski et Roloff (66) à l'étranger.

A. — Chez l'animal.

Arloing, Courmont et Rodet (5) font les expériences suivantes:

1° Ils se procurent des animaux tuberculeux chez lesquels la maladie est arrivée à des degrés plus ou moins avancés :

2° Ils les soumettent aux injections de tuberculine en graduant les doses jusqu'à ce que la réaction générale soit négligeable ;

3° Ils comparent les sujets traités à des sujets témoins tant au point de vue de l'étendue que de la gravité des lésions.

Les auteurs, voulant s'en tenir strictement aux termes de Koch :

a) Provoquent la tuberculose par inoculation et font les injections de tuberculine quelques jours après. C'est le *traitement hâtif*.

b) Ils n'injectent la tuberculine que lorsque la tuberculose est absolument confirmée. C'est le *traitement tardif*.

c) Enfin ils expérimentent sur des sujets en état de tuberculose très avancée pour contrôler si l'amélioration annoncée par Koch existe réellement.

Les expériences se font en trois grandes séries : ils observent les effets de la tuberculine sur les tuberculoses humaine, bovine, aviaire.

PREMIÈRE SÉRIE

Tuberculose humaine. — Six lapins sont inoculés avec des lésions tuberculeuses provenant d'une femme morte phtisique. Un de ces lapins meurt bientôt. Sur les cinq survivants, deux de ces animaux sont traités hâtivement, en treize jours avec six injections représentant 24 milligrammes de tuberculine. Un lapin subit le traitement tardif (15 milligrammes en deux fois). Les deux autres, représentant les témoins, ne reçoivent pas de tuberculine.

Trois mois après ils sont tous sacrifiés et à l'autopsie, chez l'un des deux témoins la tuberculose a suivi sa marche normale, il a de grosses lésions tuberculeuses : chez l'autre les lésions sont peu avancées.

Chez le lapin qui a suivi le *traitement tardif* les

poumons sont entièrement tuberculisés, il ne reste plus de territoire sain.

Chez les lapins qui ont suivi le *traitement hâtif*, le premier est atteint de tuberculose normale analogue à la tuberculose de l'un des deux témoins. Le second est relativement peu tuberculeux.

En somme en désignant par le signe + les lésions qui ont avancé et par le signe — les lésions qui ont diminué, on arrive à avoir le tableau suivant :

Temoins	Traitement hâtif	Traitement tardif
+	+	+
±	±	

Chez les cobayes, on obtient le tableau suivant :

Temoins	Traitement hâtif	Traitement tardif
+	+ +	+ +
	+ +	+ +
	+ +	

Comme nous voyons, il y a chez tous les animaux une augmentation des lésions.

DEUXIÈME SÉRIE

Tuberculose aviaire. — On inocule des cobayes et des lapins avec des cultures liquides de bacilles aviaires. On les traite hâtivement et tardivement. Voici les tableaux :

Lapins.

Temoins	Traitement hâtif	Traitement tardif
—	—	—
—	+	+

Cobayes.

Temoins	Traitement hâtif	Traitement tardif
+	+	+
	+	+
+	+	+
	lésions moins intenses que chez les cobayes	

TROISIÈME SÉRIE

Tuberculose bovine. — Des lapins et des cobayes sont inoculés avec des fragments tuberculeux de poumons de bœuf dans lesquels les bacilles sont constatés :

Lapins.

Témoins	Traitement hâtif	Traitement tardif
+	+ +	+ + +
	+ + +	+ + +
	généralisation intense	généralisation intense

Cobayes.

Témoins	Traitement hâtif	Traitement tardif
+ +	+ +	+ +
	+ + +	+ + +
+ +	+ + +	+ + +

Enfin, dernière série d'expériences :

Arloing se demande si Koch n'a pas expérimenté sur des animaux atteints de tuberculose plus bénigne que les siens : il inocule alors des cobayes avec des bacilles atténués, c'est-à-dire selon ses idées avec du pus de tuberculose chirurgicale (tumeur blanche, ostéite) ; on a le tableau suivant :

MATIÈRE INOCULÉE	Témoins	Traités
Fongosités du coude.	+	+
	±	+ +
Fongosités du genou.	—	±
	±	±
Fongosités du genou.	±	+
	±	+ +
Ostéite du fémur	±	+
	±	+
Total.	(7 +) (10 —)	(10 +) (3 —)

En un mot, qu'il s'agisse, dit Arloing, de tuberculose humaine, aviaire ou bovine, que le traitement ait été hâtif ou tardif, la tuberculine n'a arrêté ni fait rétrocéder aucun cas de tuberculose expérimentale. Il conclut ainsi : « Le traitement, loin d'être actif dans le sens de la guérison, a favorisé la multiplication et l'extension des localisations tuberculeuses, la mort a été en outre précipitée dans plusieurs cas. »

Pfuhl (229) a fait dans le laboratoire de Koch une série d'expériences sur l'action de la tuberculine chez les cobayes tuberculeux ; ces cobayes avaient été inoculés sous la peau du ventre avec des cultures pures de tuberculine.

Les animaux non traités mouraient généralement au bout de six à onze semaines avec les lésions banales de la tuberculose expérimentale chez le cobaye.

Un premier résultat constaté par Pfühl à la suite du traitement par la tuberculine, c'est la prolongation de la vie des animaux.

Cette prolongation de vie variait selon la quantité de tuberculine employée. Pfühl employa d'abord de très faibles doses (une ou deux injections quotidiennes de 0 c.c. 0005 de tuberculine), mais les animaux ainsi traités moururent aussi rapidement que les animaux témoins. Ce ne fut qu'en injectant quotidiennement 0 c.c. 001 que l'on constata un ralentissement dans l'évolution de la tuberculose. On n'obtint pas de prolongation vitale en combinant l'emploi de la tuberculine à 0 c.c. 001 et de divers autres médicaments, tels que calomel, sublimé, cyanate d'or et de potassium, chlorure d'argent, arsenic, créosote, benzoate de soude. Les sels d'argent et d'arsenic eurent même des effets nuisibles. On obtint de meilleurs résultats en augmentant les doses de tuberculine : on commençait le traitement chez les cobayes atteints déjà de tuberculose avancée (six à huit semaines après l'inoculation) avec 0 c.c. 001 à 0 c.c. 002 pour atteindre progressivement 0 c.c. 1 par jour. Chez les animaux dont le traitement était commencé plus tôt, trois à quatre semaines après l'inoculation, les doses initiales pouvaient être plus fortes et la dose quotidienne portée jusqu'à 0 c.c. 6 et 1 c.c. Dans ces cas, la mort ne survenait plus qu'au bout de neuf, onze, quinze, seize et dix-neuf semaines. Un ralentissement marqué dans l'évolution de la maladie s'était donc manifesté sous l'influence de la tuberculine. Les lésions révélées par l'autopsie différaient notablement de celles que l'on observe dans la tuberculose expérimentale du cobaye livrée à elle-même. La plaie d'inoculation était cicatrisée, les ganglions de l'aine moins volumineux, la rate modérément tuméfiée, d'une coloration brun rougeâtre, sans foyer nécrosique et sans tubercule ; il en était de même du foie qui présentait à sa surface des rétractions cicatricielles. Par contre les poumons étaient criblés de nombreux tubercules, dont plusieurs de la grosseur d'un noyau de cerise : l'intensité des lésions tuberculeuses du poumon chez les animaux traités contrastait avec le peu d'étendue de ces lésions chez les animaux témoins. Pfühl pense que sous l'influence du traitement, les lésions tuberculeuses qui s'étaient développées dans la rate et le foie avaient subi une véritable rétrocession et par places une guérison par cicatrisation fibreuse : il en résulte que les animaux ont pu vivre pendant un temps suffisant pour que les poumons aient été envahis à leur tour. L'auteur est assez embarrassé pour expliquer comment la tuberculine qui agit si favorablement sur les tubercules de la rate et du foie demeure sans effet sur ceux du poumon ; heureusement, ajoute-t-il, que les poumons de l'homme tuberculeux se comportent sous ce rapport différemment de ceux du cobaye. Pour l'efficacité du traitement, la réaction générale est nécessaire à condition qu'elle ne soit pas excessive et ne se traduise pas par une trop forte élévation de température (au-dessus de 1°), ni par un amaigrissement trop prononcé.

Kitasato (146) a lui aussi traité les cobayes tuberculisés par la tuberculine. D'après lui, tout cobaye inoculé par la voie sous-cutanée avec des cultures virulentes du bacille de la tuberculose meurt fatalement au bout d'environ onze semaines.

Tout remède qui augmenterait la survie pourra être considéré comme exerçant une influence curatrice sur la tuberculose. Les animaux doivent rigoureusement être soumis à un mode d'infection identique. Kitasato inocula à chaque animal le contenu de l'anse d'un fil de platine de culture très virulente, d'origine humaine. L'inoculation se faisait sous la peau du ventre : le traitement commençait deux à quatre semaines après l'inoculation. Vingt cobayes furent soumis exclusivement à l'action de la tuberculine, trente à celui de la tuberculine associée au picrate de soude et au sublimé. Cette dernière substance dut rapidement être abandonnée, car, à la dose d'un dixième de milligramme, elle déterminait des accidents. Le picrate de soude, par contre, fut bien supporté ; mais les résultats obtenus ne furent pas meilleurs que ceux que donna l'emploi de la tuberculine seule.

Le moment le plus favorable pour le traitement par la tuberculine peut être fixé vers la deuxième semaine après l'inoculation. Kitasato injectait un milligramme et augmentait rapidement la dose, en se guidant moins sur la température, que sur le poids de l'animal ; le poids diminuait-il sensiblement, on n'augmentait pas la dose jusqu'au moment où le poids normal était récupéré ; en général la dose maxima était de 0 gr. 15 à 0 gr. 2 de tuberculine. La survie des animaux ainsi traités, si l'on en excepte ceux qui succombèrent à des infections intercurrentes, fut de douze à vingt-trois semaines. A l'autopsie des animaux morts ou sacrifiés, on ne trouvait point de tubercules macroscopiques dans la rate ou le foie, mais des cicatrices fibreuses que l'on retrouve également dans les poumons. Kitasato, contrairement à Pfühl, constatait une influence salutaire, même sur les tubercules pulmonaires des cobayes. La plaie d'inoculation était fermée, les ganglions engorgés avaient diminué de volume ; chez quelques animaux encore vivants sept mois après l'inoculation, la guérison paraissait définitive. Kitasato en conclut que ces faits mettent hors de doute *l'action curative exercée par la tuberculine sur la tuberculose expérimentale du cobaye*.

Cjaplewski et Roloff (66) sont loin d'arriver aux mêmes résultats que Kitasato ; chez les cobayes tuberculeux, soumis à la tuberculine, ces auteurs n'obtinrent aucune guérison ; au contraire les lésions tuberculeuses des poumons étaient beaucoup plus accentuées que chez les animaux non traités à la tuberculine. Ils attribuent ce phénomène à une diffusion et à une dissémination plus grande des bacilles sous l'influence des injections de tuberculine et concluent à la non-efficacité de cette substance.

Spengler de Davos (279), l'un des plus chauds partisans de la méthode de Koch, inocule des cobayes avec des cultures virulentes de bacille tuberculeux. Il inocule jusqu'à 100 milligrammes dans la région axillaire.

Pour rendre, nous dit-il, l'infection plus grave, il irritait fortement la peau aux endroits inoculés. Le tableau, page suivante, nous donne un résumé de ses expériences.

D'après Spengler, ces résultats sont probants : la plupart des cobayes ont vécu plus de neuf mois, et chez tous, on pouvait constater un processus réel de guérison. Le tissu nécrotique remplace le tissu tuberculeux, le tissu conjonctif fibreux, plus tard, remplace le tissu nécrotique. Tel serait le mécanisme de la guérison.

Nous avons tenu à citer en entier le résumé des expériences de Spengler. Elles nous semblent très intéressantes, car Arloing, Rodet et J. Courmont ont fait les mêmes en arrivant à des résultats absolument opposés.

Qu'il nous soit permis de trouver que cette survie de neuf mois chez les cobayes tuberculisés et tuberculinés de Spengler n'a rien de bien extraordinaire et l'on peut se demander si les mêmes animaux non traités par la tuberculine n'auraient pas vécu aussi longtemps. Malheureusement, Spengler ne se sert pas de cobayes témoins ; le fait est très regrettable.

Tableau synoptique des expériences de Splenger sur le cobaye

Numéros	Commencement du traitement	Poids	Température	Doses	Réactions	Augmentation de poids	Température pendant le traitement	Abcès d'inoculation	Durée de la vie	Mort	Autopsie	Examen microscopique
1	Le jour d'inoculation.	gr. 265	Normale.	0,5 jusqu'à 1 c. c. tous les jours puis par intervalle.	Néant.	250	Normale.	Guérison au bout de 30 jours.	4 mois.	Par asphyxie, compression par ganglion bronchique.	Rate semble normale. Tubercules dans bronches, foie et poumons. Processus cicatriciel.	Cellules épithélioïdes et géantes dans les tubercules pulmonaires, pas de tissu nécrotique, très peu de bacilles. Dégénérescence graisseuse du foie. Rien à la rate.
2	—	250	—	0,1 à 0,2 c.c. augmentation de 1 c.c. plus tard injections espacées.	Un peu de fièvre.	285	Un peu au-dessus de la normale.	De 44 jours.	—	Par chloroforme.	Foie cirrhotique, tubercules nombreux dans les poumons, foyers nécrotiques dans la rate.	Tuberculose pulmonaire, fibreuse en partie, quelques bacilles tuberculeux. Un peu de dégénérescence du foie. Foyers nécrotiques de la rate avec bacilles.
3	8 jours après.	345	—	1 à 100 mil. augmentation rapide.	—	150 55 d'amaigrissement avant la mort.	—	De 4 semaines.	8 mois.	Par chloroforme.	Tubercules nombreux dans le poumon, rate et foie.	Tuberculose pulmonaire sans bacille. Prolifération du tissu conjonctif du foie. Bacilles de tuberculose dans la rate.
4	—	290	Fièvre légère.	0,1 c.c.	Vive.	16	Fièvre.	Pas guéri.	7 semaines.	Par rupture de la rate.	Tuberculose caséifiante.	Caséification dans tous les organes.
5	14 jours après.	315	—	En 14 jours de 10 à 100 millig. jusqu'à 0,5 c.c.	Très vive.	303	—	Point.	5 mois.	Par chloroforme.	Foie et rate hypertrophiés. Quelques tubercules dans le poumon et la vessie.	Dans le foie et la rate point de bacilles de la tuberculose. La structure du foie est intacte. Bacilles dans la vessie.
6	—	290	—	1 c.c.	—	296 111 d'amaigrissement avant la mort.	Normale.	—	13 mois.	Par Cirrhose.	Ascite, hydrothorax, hydropéricarde. Point de foyers de nécrobiose. Granulations grises.	Dans le poumon, beaucoup de tissus de néo-formation. Nombreuses cellules conjonctives. Tissu fibreux. Point de bacille.
7	3 semaines après.	412	Fièvre.	—		156	Normale pendant	De 4 semaines.	19 mois.	Par Tuberculose généra-	Lésions ordinaires de tuberculose généra-	Bacilles partout excepté dans le foie.

car il n'y a plus de comparaison possible avec les travaux des autres auteurs.

Avant de passer à l'étude de la valeur thérapeutique de la tuberculine chez l'homme, il nous faut étudier sa valeur préventive qui naturellement n'a pu être expérimentée que chez l'animal.

VALEUR PRÉVENTIVE DE LA TUBERCULINE

Koch dans ses premières recherches n'insiste pas beaucoup sur la valeur préventive de la tuberculine, cependant il s'exprime ainsi : « La tuberculine arrête complètement le processus morbide lorsqu'on injecte un cobaye tuberculeux ; bien plus, le même animal très sensible à la tuberculose devient réfractaire à l'inoculation du virus tuberculeux lorsqu'on le traite par la tuberculine. »

Arloing (8) discute point par point les faits qui conduisirent Koch à sa découverte. Avant d'expérimenter la tuberculine, Koch en effet prédendait avoir démontré que la non-récidive de la tuberculose avait été établie artificiellement par lui. Voici ce que Koch dit :

« Lorsqu'on réinocule une culture pure de bacilles de la tuberculose à un cobaye préalablement infecté, et avec succès, depuis quatre à six semaines, l'animal présente au début de l'agglutinement de la petite plaie d'inoculation, mais il ne s'y forme point de nodules et dès le premier ou le second jour on voit se produire au point d'inoculation une coloration toute particulière : cette région devient dure et prend une coloration plus foncée ; d'ailleurs cette altération ne se limite pas exclusivement au lieu de l'inoculation mais s'étend jusqu'à la région voisine à une distance de un demi à un centimètre. Durant les jours suivants, on constate de plus en plus nettement que la peau ainsi altérée présente les caractères nécrosiques : elle est bientôt entièrement éliminée ; il reste alors une surface ulcérée dont la guérison se fait habituellement d'une manière rapide et durable *sans que les ganglions lymphatiques voisins soient infectés*. Ainsi les bacilles de la tuberculose inoculés sur la peau d'un cobaye sain exercent une action toute différente de celle qu'ils produisent sur la peau d'un cobaye tuberculeux. »

Arloing rappelle ses expériences de 1887 en contradiction absolue avec celles de Koch. Les phénomènes indiqués par Koch ressemblent à ceux que l'on relève sur certains syphilitiques en proie à une nouvelle infection. Arloing avait injecté à des cobayes déjà infectés pour la seconde fois la tuberculose et cela en un point opposé au siège de la première infection. « La généralisation tuberculeuse s'établit la seconde comme la première fois dans le système lymphatique dont les ganglions se tuméfièrent de proche en proche. »

Quatre expériences de réinoculation de tuberculose humaine sur plus de vingt cobayes sont toutes positives ; tous ces cobayes eurent des ganglions tuméfiés à l'aine et aux lombes. A la suite de ces expériences, Arloing avait conclu qu'on ne pouvait affirmer qu'il n'existait pas de non-récidive dans la tuberculose ; il existe simplement des tuberculoses atténuées (scrofules), à côté de tuberculoses virulentes.

« Les scrofules, nous dit Arloing, sont moins tuberculisantes que les tuberculoses viscérales.

« Les premières infectent seulement le cobaye tandis que les secondes tuberculisent le lapin et le cobaye. »

Même note au congrès de 1898 :

« Si le bacille actif se mon[illegible] impuissant à vacciner l'organisme contre lui-même, comment pourra-t-on compter sur ce résultat en inoculant un bacille atténué ? Celui-ci causera peut-être des lésions locales moins prononcées, peut-être suppureront-elles rapidement au lieu de revêtir la forme habituelle des accidents tuberculeux... »

Malgré la certitude de ses convictions, Arloing, avec Rodet et J. Courmont (5), fait néanmoins des expériences d'immunisation avec la tuberculine : il se sert des tuberculoses humaine, aviaire, bovine : dans chaque série il fait deux groupes : les témoins et les vaccinés : ces derniers reçoivent plusieurs injections s'élevant de 52 à 60 milligrammes de tuberculine : ensuite on inocule à tous les animaux, les témoins y compris, la tuberculose. (Voir, pages suivantes, quelques tableaux résumant ces expériences).

En aucun cas la tuberculine n'a donc prémuni l'organisme contre l'infection tuberculeuse. Jaccoud (133) a également étudié l'action préventive de la tuberculine sur le cobaye : un cobaye reçut des injections quotidiennes pendant cinquante jours, en

Tuberculose humaine

Lapins

Témoins	Vaccinés
+	?
±	±
±	±
±	+ +

Cobayes

Témoins	Vaccinés
±	+
±	+ +
•	+
?	+ +
?	+ +

Tuberculose aviaire

Lapins

Témoins	Vaccinés
+ +	+
	+ + +
+ +	+

Cobayes

Témoins	Vaccinés
±	+
	±
	+
±	±
	+

Tuberculose bovine

Lapins

Témoins	Vaccinés
+	+
+	+ +
	+ + +
	+ + +

Cobayes

Témoins	Vaccinés
?	+
	+
±	+ +

tout 0 gr. 50 de tuberculine. Il fut inoculé ensuite avec la moitié d'un ganglion tuberculeux en même temps qu'un cobaye témoin. Le cobaye traité préventivement par la tuberculine mourut au bout d'un mois avec une tuberculose *généralisée*, quelques jours plus tôt que le témoin. Dujardin-Baumetz (79*bis*) et Dubief (79) ont soumis un certain nombre de cobayes sains à des injections quotidiennes de 0 gr. 01 de tuberculine pendant dix jours : puis on leur inocula des produits tuberculeux : ils moururent aussi rapidement et avec les mêmes lésions que les témoins.

Nous voyons donc que les tentatives d'immunisation furent toutes infructueuses.

B. — Chez l'homme

Comme nous l'avons déjà dit, un nombre considérable de publications ont paru et pour simplifier notre travail, nous étudierons les essais qui ont été faits :

1° Pour la tuberculose pulmonaire ;

2° Pour le lupus et les tuberculoses cutanées ;

3° Pour toutes les autres tuberculoses.

Pour chacune de ces maladies, nous passerons en revue les partisans et les adversaires de la méthode de Koch.

1° *Pour la tuberculose pulmonaire*. — Parmi les partisans de la méthode, citons : Maurange (198),

Thorner (290), Balfour d'Édimbourg (15 et 15 *bis*), Burckart (45), Dickson, de Philadelphie (77), Coghill, de Londres (60), Goldschmidt, de Nuremberg (101), Lenhartz (174).

Moritz, de Saint-Pétersbourg (204) soigne 36 malades phtisiques ; il n'a pas d'accidents à la suite des injections, 2 malades guérissent.

Kaatzer (139) soigne 44 malades. Au bout d'un an de traitement, 14 de ses malades sont morts ; 4 ont une aggravation dans leur état, 9 sont améliorés, enfin 16 présentent une guérison qui semble être durable. Gutman (109), sur 66 malades traités, a une vingtaine de résultats favorables. Frænkel (89) assure que le traitement de la tuberculine bien dirigé peut donner de très bons résultats. Feilschenfeld (86) croit que si la tuberculine n'est d'aucune utilité contre les infections mixtes, elle représente le meilleur remède contre les formes pures de la tuberculose.

Vogel (303) guérit 4 ou 5 de ses malades sur 45 traités par la tuberculine et croit qu'on peut enrayer facilement une tuberculose pulmonaire naissante au moyen de la tuberculine. Prior (237) traite 94 malades à la tuberculine; au bout d'un mois de traitement ils sont presque tous améliorés : Rosenfeld (255) dit qu'une tuberculose débutante est sûrement guérissable par la tuberculine : Aufrecht (12) traite 112 malades, il a 48 guéris, 37 malades bien améliorés, 22 améliorés et seulement 5 chez qui la tuberculine n'a eu aucun effet.

Parmi les adversaires citons : Stitt, Thomson (284) d'Édimbourg, Stiller (282), Semnola (273) pour qui la tuberculine est un poison et non un remède, Bondet et J. Courmont (34), Schwann (268), Schiess-Bey et Kartulis du Caire (261), Burckart de Bâle (44), Déléage (69) qui étudiant la méthode de Koch à l'hôpital Laennec doit abandonner le traitement qu'il avait commencé sur 22 malades, Enoch (119), Fraentzel (92), Kohts (158) qui, après l'avoir essayé sur seize enfants eut de terribles accidents et conseille vivement de ne pas l'employer, Krause (162) qui n'a jamais vu un cas d'amélioration après l'emploi de la tuberculine, Lewaschoff de Saint-Pétersbourg (178), Bertschinger (25) de Zurich, Langlois de Paris (169)- Rosenbach (251), Leichtenstern (172). D'après ce dernier auteur si on a eu quelques tuberculeux améliorés ce n'est pas à la tuberculine qu'on le doit mais bien plutôt aux bons soins dont on entoure dans les hôpitaux tous les malades traités avec un nouveau remède.

Enfin beaucoup d'auteurs donnent le résultat sans se prononcer définitivement. Parmi eux Rembold, (243) qui, soit à l'hôpital, soit en clientèle privée, soigne 70 malades à la tuberculine. Cette dernière n'avait aucune action dans les cas d'infection associée; dans les cas de tuberculose pure, si les lésions sont avancées, il n'y a rien à espérer; si les lésions sont moyennes on peut avoir un peu d'espoir; enfin si les lésions sont au début, si l'on fait bien attention aux accidents qui peuvent survenir, on peut avoir de bons résultats. Borgherini (31) est du même avis. D'après Chiari de Prague (58), la tuberculine n'est pas dangereuse comme on a bien voulu le dire mais il ne croit pas non plus qu'on puisse avoir des améliorations.

D'après Pribram de Prague (236) il y a des différences individuelles considérables, la tuberculine peut être très bonne pour certains malades, funeste au contraire pour d'autres. Furbringer (95) a des résultats très variables.

Il donne le résultat de 156 autopsies provenant de tuberculeux morts dans son service. Il sépare les malades traités par la tuberculine des malades qui n'en avaient pas pris, et obtient les résultats suivants :

Pneumonie caséeuse diffuse d'une étendue extraordinaire, 33 p. 100 des malades avaient été traités par la tuberculine, 15 p. 100 par d'autres remèdes.

Tuberculose miliaire des poumons, 43 p. 100 traités par la tuberculine, 15 p. 100 par d'autres médicaments.

Tuberculose miliaire généralisée, 21 p. 100 traités par la tuberculine, 10 p. 100 par d'autres médicaments.

Jaksch de Prague (134) n'a jamais eu d'accidents et non plus jamais d'améliorations. Fraentzel et Runkwitz (93) l'essaient systématiquement sur tous les tuberculeux pulmonaires de leur service d'hôpital. Leur première conclusion porte sur 12 malades : dans un premier groupe ils rangent 4 malades atteints de phtisie avancée, ils obtiennent une réaction très forte fatiguant énormément le malade ; le processus tuberculeux n'est arrêté dans aucun cas ; deux malades morts peu après ont été peut-être aggravés par la tuberculine ; dans un deuxième groupe ils rangent les malades atteints de tuberculose moins avancée.

Après une injection de 1 milligramme, ils ont une réaction fébrile moins intense que celle des malades cités plus haut; au bout de quelque temps, les bacilles de leurs crachats diminuent ou bien changent de forme. En un mot la tuberculine peut être très utile pour les cas légers, inutile et dangereuse pour les cas à caverne.

Frænkel (89) n'a que des résultats très variables. Litten (185) a bien quelques bons résultats, mais aussi quelques accidents, Leyden (180) expérimente la tuberculine à la Charité de Berlin ; d'après lui, il faudra plusieurs années d'expériences avant de pouvoir donner un résultat définitif. Naunyn (207) injecte soixante tuberculeux, la plupart des malades n'ont aucune modification dans leur état, neuf sont cependant améliorés et douze aggravés. « Pour devenir un bon remède, dit Naunyn, la tuberculine devrait être purifiée et débarrassée de ses produits toxiques. » Merkel (200) soigne 29 malades qu'il suit pendant plusieurs mois ; 1 des malades traités meurt, 2 sont aggravés, 13 améliorés, 2 guéris, 13 n'ont aucun changement dans leur état. Rumpf (257) soigne 60 malades à la tuberculine, le remède n'apporte aucun changement dans l'état de ses malades ; Renzi de Rome (244) soigne 48 tuberculeux pulmonaires pendant quatre semaines : 12 sont très gravement atteints, 17 gravement, 13 moyennement et 6 légèrement. Après le traitement, 2 sont guéris, 3 sont bien améliorés, 10 sont légèrement améliorés, 9 ne sont pas changés, enfin 10 sont aggravés.

2° *Pour le lupus et les tuberculoses externes.* — Dès le début, Ferrand, Cuffer, Thiberge s'étaient déjà assurés que « pas un des lupiques traités à Berlin par la tuberculine n'était guéri même en apparence ». La Commission instituée à Paris pour l'étude de la valeur thérapeutique et composée de Hallopeau, Tennison, Quinquaud, Fournier, Vidal, Simon, Weber (26), sur 43 malades observés, ne constate aucune guérison ; elle observe 11 améliorations ; chez 22 malades l'état était resté stationnaire ou s'était aggravé.

Deléage (69) constate quelques améliorations : Kaposi de Vienne (145) est un des partisans les plus convaincus de la tuberculine contre le lupus ; de même l'Autrichien Kossel (160 *bis*) qui, sur 33 cas traités a 9 guérisons, 16 améliorations et pas un seul accident, et les Italiens Carrucio (55) et Secchi (271).

Obolensky (215), de Saint-Pétersbourg, est nettement défavorable. Jarisch (136) a vu survenir la mort dans un cas de lupus en trente-six heures, à la suite d'injection de 3 milligrammes de lymphe. Enfin, nous-mêmes, nous avons eu la bonne fortune de voir dans le laboratoire de M. le professeur Lortet trois malades atteints de lupus ayant été traités en 1890 par la lymphe de Koch. Ils n'avaient retiré aucun bénéfice de leur injection et l'évolution de leur lésion n'avait subi aucun arrêt à la suite des injections.

3° *Pour les autres tuberculoses.* — Pour la tuberculose laryngée, tuberculose à évolution rapide comme nous le savons, nous n'avons, à l'exception de l'observation d'Oppenheimer (218), trouvé aucune amélioration à la suite d'injection de tuberculine. Pour les tuberculoses chirurgicales, Poncet (251) de Lyon a traité par la lymphe de Koch des polyadénites tuberculeuses, il a eu quelques résultats favorables; de même Denison (70) de New-York, Le Dentu (73). Verneuil (299) a eu des résultats défavorables; Bergmann (23) a quelques résultats favorables, enfin Gœschel et Beck (103) traitent avec succès 4 tuberculoses osso-articulaires et 2 adénites par la tuberculine. Deux cas de maladie d'Addison ont été traités par la tuberculine, un cas de guérison a été publié par Baravelli (16) de Turin; Weber de Berlin (305), par contre, n'obtient qu'un résultat négatif.

Telles sont, en résumé, la plupart des recherches qui ont été faites sur la valeur thérapeutique de la tuberculine. Nous avons souvent parlé d'accidents qui sont venus interrompre le traitement de la tuberculine, il nous reste à voir quelle en était la nature; ce sera le sujet de notre prochain chapitre.

CHAPITRE VI

ACCIDENTS PROVOQUÉS PAR LA TUBERCULINE

Comme nous l'avons déjà vu, de nombreux accidents ont été signalés pendant le traitement de la tuberculine employée soit comme moyen diagnostique soit comme moyen thérapeutique. Pour la commodité de la description, nous proposons la classification suivante : nous étudierons :

1° Les accidents en rapport avec la congestion palmonaire prituberculeuse provoquée par l'injection ;

2° Les accidents dépendant de l'action toxique de la tuberculine sur les éléments anatomiques ;

3° Les accidents résultant de la diffusion des bacilles dans l'organisme et provoquant de nouveaux foyers granuleux.

1° *Accidents dus à la congestion provoquée par la tuberculine.* — Ces accidents étaient à prévoir à cause de l'action vasodilatatrice (1) évidente de la tuber-

(1) Voir plus haut au chapitre Action physiologique.

culine. Koch (154) lui-même, du reste, admet qu'autour des lésions de tuberculose viscérale une réaction se produit.

Arloing, Rodet, Courmont (5) le constatent sur des animaux traités par eux ; ils trouvent « une congestion violente surpassant celle qui existe dans un organe tuberculeux qui n'a pas subi l'effet de la tuberculine. Dans le voisinage des tubercules, il y a une véritable zone d'hyperémie, souvent d'hémorragie ; le sang va dans les alvéoles pulmonaires, dans les bronches, dans les tissus interstitiels et dans le tissu lymphatique ; l'étude histologique le confirme.

Consécutivement à cette congestion, les auteurs ont constaté un état inflammatoire intense interstitiel et souvent même de l'inflammation catarrhale fibrineuse. Si les lésions ont le temps de se développer, on peut avoir de la dégénérescence hyaline de l'épithélium et de l'exsudat alvéolaire.

Virchow (301) constate également cette congestion énorme autour des lésions tuberculeuses à la suite de l'injection de tuberculine ; parmi les quarante autopsies qu'il a faites dès le début de la méthode, il cite notamment le cas d'un petit garçon de deux ans et demi, mort après quatre injections (2 milligrammes en tout). La pie-mère était énormément hyperémiée et tout le poumon tuberculeux était le siège d'une congestion violente.

Les manifestations hyperémiques exsudatives auxquelles on assiste « de visu » dans les foyers tuberculeux externes à la suite des injections de lymphe se produisent également, nous dit Virchow, dans les foyers tuberculeux des organes internes. Là aussi l'action du remède se révèle comme étant de nature essentiellement irritative. Non seulement Virchow a constaté des hyperémies aiguës dans les organes internes et dans les méninges, mais il a même constaté à plusieurs reprises que la surface des cavernes pulmonaires anciennes présentait des rougeurs exceptionnellement intenses des couches de granulation. Les infiltrations hémorragiques des parois de la caverne étaient également fréquentes et il a même observé des hémorragies récentes dans les cavernes.

Nous rappellerons ici que Grasset (105) a signalé des hémoptysies, chez des malades qui jusque-là n'avaient pas eu de poussées congestives, à la suite d'injections de tuberculine.

2° *Accidents dus à l'action toxique de la tuberculine.* — Strauss et Gamaleia (284) considèrent les tuberculines comme un poison protoplasmique : ils présagent que si la tuberculine doit être employée en thérapeutique, on aura de terribles accidents. En effet, de nombreux accidents résultant de l'action nécrosante ou de l'action toxique de la tuberculine ont été signalés. Virchow (60) signale des pneumothorax ; Rumpf (257) de Marbourg et Frænkel (90) signalent des pleurésies, Chauffard (57), de la néphrite. Besnier, Vidal et Hallopeau (26) signalent de l'endocardite ; les mêmes auteurs s'expriment ainsi : « L'action de cette lymphe déroute le clinicien le plus expérimenté, elle a déterminé des accidents toxiques dans des organes qu'un examen très attentif avait trouvés dans un état normal; elle a causé de graves complications (albuminurie, endocardite, érysipèle, syncopes inquiétantes). »

Baumgarten (19) cite un cas de mort après injection. C'était, nous dit-il, une jeune fille lupique sans lésions pulmonaires appréciables. Elle subit trois injections de tuberculine, l'une de 0 milligr. 005, l'autre de 0 milligr. 008 et la troisième de 0 milligr. 01.

Elle meurt vingt-deux heures à la suite de cette dernière dans le coma avec des urines albumineuses riches en cylindres épithéliaux et contenant quelques globules rouges de sang. Avant le traitement elles étaient normales.

A l'autopsie on trouve de l'inflammation interstitielle récente des reins avec nécrose étendue de l'épithélium des tubes contournés et exsudat hémorragique dans les capsules de Bowmann, dans les canalicules urinifères et dans le tissu interstitiel du rein ; pas de lésions des autres organes.

Jarisch (136) signale la mort trente-six heures après l'injection de 2 milligrammes de lymphe d'une jeune fille de vingt-trois ans. A l'autopsie on trouve des foyers d'infiltration pneumonique dans les deux poumons, de l'œdème pulmonaire, de l'œdème du cerveau et de la moelle, de l'augmentation de volume de la rate et du foie, enfin des ecchymoses sous-péricardiques.

3° *Accidents résultant de la diffusion des bacilles dans l'organisme.* — Virchow (301) dit que le résultat des injections de tuberculine est une généralisation rapide. Le traitement des injections de tuberculine « *mobilise* », nous dit-il, des bacilles tuberculeux contenus dans les lésions préexistantes et devient ainsi l'origine d'une véritable granulie secondaire.

Consécutivement à l'injection, des tubercules nouveaux apparaissent ainsi que des nodules miliaires développés surtout sur la plèvre, le péricarde, le péritoine, le larynx; ils sont plus difficiles à retrouver dans le parenchyme pulmonaire. « On ne peut, dit le professeur berlinois, objecter l'ancienneté des tubercules car j'ai vu l'éruption de tubercules submiliaires tout à fait frais dans des conditions qui rendaient à peine vraisemblables que les tubercules étaient de date plus ancienne. Ceci est vrai surtout pour la plèvre, le péricarde, le péritoine. »

Ces faits sont confirmés en ce qui regarde l'animal par Arloing (5). Cet auteur cite notamment le cas d'une vache dont une base seule était atteinte. On injecte la tuberculine. La tuberculose, de chronique et limitée qu'elle était, devient granuleuse, aiguë, généralisée. Ces faits sont également confirmés chez l'homme par Courmont et Bondet (34 et 33), quatre malades soignés par la tuberculine qui n'avaient que des tuberculoses latentes ou chroniques prennent tous la tuberculose aiguë. « Rarement, nous dit Bondet, même à la suite de causes telles que des maladies aiguës intercurrentes, la puerpéralité, le surmenage, les privations, il m'a été donné d'assister à une évolution aussi foudroyante de la tuberculose. »

Frænkel (90) dans le cours du traitement par la

lymphe de Koch voit un ulcère tuberculeux se développer sur la langue ; ulcère qui n'existait pas auparavant. Malgré la continuation du traitement, l'affection de la langue s'aggrava et il se forma bientôt une perte de substance profonde avec de nombreux bacilles ; six semaines après le début des injections, des tubercules miliaires et submiliaires apparurent dans le voisinage de l'ulcération, on put en suivre le développement de jour en jour.

D'après Tangl (286), non seulement la tuberculine n'a pas d'effet favorable sur les foyers existants, mais au contraire elle en forme de nouveaux. D'après Westphalen (307), la tuberculine réveille des foyers déjà anciens et éteints. Bezold (27) nous cite le cas d'un étudiant de vingt-six ans atteint de tuberculose pulmonaire et soigné par la tuberculine ; à la suite du traitement, on voit se développer une otite moyenne nettement tuberculeuse qui se compliqua bientôt d'une méningite mortelle.

Avant de passer à l'étude de la tuberculine TR, rappelons que Wolff (309) et Senator (274) ont résumé les contre-indications et les indications de la tuberculine primitive de Koch.

Les accidents, nous disent-ils, proviennent de ce qu'on injecte généralement une trop grande quantité de tuberculine, qu'on n'attend pas que l'action d'une première injection soit passée avant de faire la seconde. La tuberculine, nous dit-il, est absolument contre-indiquée chaque fois qu'on a de l'hecticité, chaque fois qu'on se trouve en présence d'une tuberculose chronique, n'ayant jamais présenté de symptômes aigus, enfin chez les tuberculeux en voie de guérison et chez les malades affaiblis. Elle est au contraire indiquée chaque fois qu'on se trouve en présence d'une tuberculose débutante chez un sujet qui a un très bon état général.

TROISIÈME PARTIE

ÉTUDE DE LA DEUXIÈME TUBERCULINE DE KOCH

CHAPITRE PREMIER

TRAVAUX DE KOCH ANTÉRIEURS A LA PUBLICATION DE LA TUBERCULINE TR

Un an après la publication de sa première tuberculine, Koch cherchait à l'améliorer, à la débarrasser des principes toxiques qui possédaient les propriétés justement opposées à celles qu'il voulait obtenir. Lorsque l'expérimentation clinique et expérimentale eut mis en lumière les méfaits de sa méthode primitive, l'auteur comprit l'urgente nécessité de purifier un produit complexe dangereux ; dans sa communication du 22 octobre 1891 (154), il nous apprend qu'il s'est efforcé d'isoler à l'état pur les principes réellement curatifs de la tuberculine. Il n'était pas le seul du reste qui s'était tracé cette voie. De nombreux auteurs, comme nous le verrons dans la quatrième partie de notre ouvrage, faisaient les mêmes recherches.

Koch se sert tout d'abord de l'alcool absolu ; il mélange une certaine quantité de tuberculine à cinq fois le même volume d'alcool ; il obtient un précipité d'apparence compacte qui, lavé encore à l'alcool absolu, puis rassemblé sur le filtre et séché dans le vide, donna une masse grisâtre facile à pulvériser. Cette poudre en solution aqueuse jouit des propriétés de la lymphe brute, mais s'apercevant que le liquide brunâtre qui reste après l'évaporation de l'alcool n'est pas inactif, Koch en conclut que la nouvelle substance ne renferme pas tous les principes actifs contenus dans la tuberculine primitive. Il n'y a donc pas de purification parfaite par ce procédé. Koch alors, aidé par ses élèves, traita sa tuberculine brute successivement par les sulfates d'ammoniaque et de magnésie, le carbonate de potasse, l'acétate de fer, de plomb, le tanin, etc... Le tout sans succès ; la tuberculine n'était pas purifiée, elle était simplement précipitée.

Bientôt Koch (154), mélangeant sa tuberculine brute non plus à cinq, mais seulement à trois fois son volume d'alcool, obtient non plus un précipité brun, épais, mais un précipité blanc floconneux. Il lave ce précipité avec de l'alcool à 60 p. 100 puis le sèche à 100° dans le vide et obtient une poudre gris clair. Koch se croit en possession d'une tuberculine parfaitement pure.

Facilement soluble dans l'eau, cette tuberculine purifiée s'y altère rapidement et perd de son activité au bout d'une à deux semaines ; dans la glycérine à 5 p. 100 au contraire, elle est très stable, elle peut être conservée intacte plusieurs mois.

Si l'on verse dans l'alcool absolu une certaine quantité de cette tuberculine purifiée, on voit l'alcool devenir légèrement opalescent. Cette tuberculine n'est donc pas complètement insoluble dans l'alcool.

Brieger et Proskauer (284) en ont fait une analyse sommaire. Ils y trouvent :

Carbone	47,2	à 48,3	p. 100
Hydrogène	7,06	à 7,55	p. 100
Azote	14,45	à 14,73	p. 100
Soufre	1,14	à 1,17	p. 100
Cendres	16	à 20	p. 100

Kuhne (168) de son côté trouve :

1° Des deutéro-albumoses ;

2° Des traces de peptone ;

3° Des albuminates ;

4° Une albumose spéciale que Kuhne nomme acro-albumose.

Ce qui caractérise la tuberculine purifiée, ce n'est pas la présence des albuminates, mais au contraire la faible teneur de ces produits ; il est donc permis de conclure, nous dit Kuhne, que les bacilles de la tuberculose ont utilisé les albuminates contenus dans le bouillon en les transformant en albumoses ou autres corps. Nous savons que le même auteur avait trouvé le même fait pour la tuberculine brute. Le milieu nutritif semble moins riche en substances dissoutes ; en effet, il est plus pauvre en matières protéiques, il précipite moins abondamment par l'alcool, il est moins alcalin et plus facilement précipitable par les acides acétique et carbonique.

A la suite des expériences pratiquées tant chez le sujet sain que chez le sujet tuberculeux, Koch (154) reconnait que les effets consécutifs aux injections de tuberculine purifiée ne diffèrent pas sensiblement de ceux que détermine la tuberculine brute : « La tuberculine purifiée se montre seulement à dose égale quarante fois plus active. »

Nullement découragé, Koch poursuit ses recherches; il se tait pendant six ans. En 1897, en nous donnant la technique opératoire de la tuberculine TR (155), il nous fait le récit de ses recherches. S'apercevant que dans certains cas de tuberculose, en particulier dans la tuberculose miliaire, on observe, parfois, une certaine période pendant laquelle les bacilles tuberculeux disparaissent, si bien qu'il faut des recherches très minutieuses pour en retrouver quelques vestiges, il en conclut que ce phénomène est un véritable fait d'immunisation bactérienne. Malheureusement, nous dit Koch, ce phénomène se produit trop tard pour être utile à l'organisme. Il s'agirait donc de trouver un procédé capable de produire cet état d'immunité à un stade de la tuberculose assez précoce pour qu'il eût une réelle utilité pratique.

C'est donc, nous dit Koch, à l'injection des corps bacillaires eux-mêmes qu'il faudrait recourir pour se rapprocher des conditions de la nature en ce qui concerne l'immunisation dans la tuberculose miliaire.

Il est malheureusement impossible de faire résorber par l'organisme les bacilles tuberculeux vivants ou presque morts ; il faut donc chercher le moyen pratique de faciliter leur résorption. Dans son article, Koch (155) nous annonce qu'il croit avoir résolu la difficulté et il nous donne la préparation de sa nouvelle tuberculine.

CHAPITRE II

PRÉPARATION ET COMPOSITION DE LA TUBERCULINE TR

En traitant les bacilles tuberculeux par une solution de soude au dixième Koch (155) obtient un liquide clair légèrement jaunâtre qui examiné au microscope présente des bacilles encore en assez grande quantité (cinq à dix environ dans le champ visuel). Ces bacilles, dit Koch, sont évidemment morts, car des expériences préalables ont démontré qu'ils ne peuvent vivre plus de quinze heures dans une solution de soude à 1/10. Koch désigna ce liquide sous les initiales T A à cause de sa réaction alcaline.

T A injectée même à de très faibles doses (1/5 de milligramme) déterminait chez les animaux une réaction analogue à celle de la tuberculine primitive, mais la réaction avait une durée plus longue et les animaux conservaient plus longtemps la faculté de réagir au liquide.

Malheureusement cette préparation offrait un grand inconvénient : « A partir d'une certaine quantité injectée, assez forte il est vrai, dit Koch, il se formait au point d'inoculation des abcès absolument stériles ne pouvant provenir que de la présence dans le liquide de bacilles tuberculeux morts et non résorbés par les tissus. Il fallait donc m'en débarrasser. A cet effet le liquide fut d'abord filtré sur porcelaine : les bacilles disparurent mais avec eux il resta sur le filtre une certaine quantité d'une substance colloïde. Cette préparation ne provoquait plus la formation d'abcès, mais elle avait considérablement perdu de son activité. »

Koch voulut alors détruire mécaniquement le corps des bacilles tuberculeux, qui, intacts, résistent à la résorption.

Il avait quelque temps auparavant essayé de les dissoudre en faisant agir sur eux les acides minéraux, les alcalis forts.

Nous donnant la description de ses expériences, Koch s'exprime ainsi : « Les bacilles renferment deux substances chimiques particulières qui appartiennent au groupe des acides gras. Ces deux acides se colorent de la même façon que le bacille tuberculeux, l'un d'eux est soluble dans l'alcool dilué, l'autre ne se dissout que dans l'alcool absolu ou dans l'éther. Au cours de la coloration le premier de ces acides se dissout donc dans l'alcool, mais le second, insoluble à froid, constitue la substance qui permet aux bacilles de fixer la matière colorante. »

Par la solution de soude très chaude ou même bouillante, on peut en le saponifiant chasser hors du corps des bacilles l'acide gras qui se présente alors sous l'aspect de gouttelettes se colorant aisément : les acides gras, comme le montrent les préparations microscopiques du bacille coloré, forment une enveloppe, en quelque sorte une couche protectrice continue sur le corps du microbe et sont cause que la résorption du bacille se fait si difficilement. Pour permettre au bacille tuberculeux d'être résorbé, c'est donc cette enveloppe protectrice qu'il faut détruire.

A la fin de sa communication Koch nous donne la préparation véritable de sa nouvelle tuberculine :

Il se sert de cultures desséchées et les triture longtemps dans un mortier d'agate avec un pilon de même substance :

« J'observai que le nombre des bacilles présentant la coloration spécifique diminuait notablement, à la fin il n'en restait que fort peu.

Afin de faire disparaître ces derniers, il fit une dilution dans l'eau distillée et la soumit à la centrifugation. Pour cela il se sert de centrifugeurs puissants faisant au moins quatre mille tours à la minute : au bout de quelque temps il ne reste plus d'impuretés. Deux couches se forment dans le liquide centrifugé : l'une supérieure TO, opalescente, exempte de bacilles, l'autre inférieure TR, boueuse et déposée au fond du vase ; il reprend cette dernière, la fait passer par des opérations successives dont il s'était déjà servi, c'est-à-dire la dessèche, la triture dans le mortier d'agate et la soumet de nouveau à la centrifugation ; il se forme encore deux couches : l'une supérieure, transparente, l'autre solide au fond du récipient. Il répète les mêmes opérations jusqu'à la complète disparition des bacilles. TR est la véritable tuberculine, celle que Koch adopte. Pour l'obtention d'une TR active, il ne faut utiliser que des cultures extrêmement virulentes. Les cultures peu virulentes ne fournissent que des préparations peu actives ou inactives. Elles doivent être manipulées à l'état aussi jeune que possible, en se servant de dessiccateur dans lequel on ne peut pas faire le vide. Il ne faut pas y laisser séjourner la culture très longtemps et enfin l'utiliser à peine arrivée à la dessiccation complète.

La tuberculine TR se conservera parfaitement par l'addition de 20 p. 100 de glycérine, ce qui n'amène jamais la formation d'un précipité dans la préparation. Enfin, au moment de l'emploi, on dilue TR au degré voulu avec la solution physiologique de sel marin.

Aussitôt la composition de la tuberculine TR connue, elle donna immédiatement lieu aux plus vives critiques. L. von Neneki, von Maczewski et A. von Logucki (209 bis), à la suite d'expérimentations pratiquées à l'hôpital de Varsovie, font remarquer que le mode de préparation de TR est défectueux et difficile. M. Bussenius (47) indique que la réaction observée chez un même malade est variable suivant les flacons de TR, ce qui démontre les différences constitutives de la nouvelle tuberculine suivant les échantillons utilisés.

L'examen du produit confirme la valeur de ces critiques.

C'est ainsi que les médecins de l'hôpital de Varsovie (209 bis) ont vu dans TR des colonies de pneumocoques, de streptocoques et de staphylocoques, qui cultivent ensemencés sur agar glycériné.

Schrœder (264), médecin au sanatorium de Hohenhonnef, a trouvé dans des échantillons de TR des diplocoques, des microcoques, des bacilles, des moisissures, des spores et même des streptocoques.

Maragliano (194) constate la présence de bactéries et de levures.

Enfin Bouchard (35), très sévère, déclare que « la nouvelle tuberculine de Koch est un produit industriel impur, malpropre, contenant des bactéries, impossible, par conséquent, à étudier au point de vue scientifique. »

CHAPITRE III

ACTION PHYSIOLOGIQUE DE LA TUBERCULINE TR

La nouvelle tuberculine TR de Koch ne fut point accueillie avec l'enthousiasme qui avait marqué l'apparition de la tuberculine. Aussi fut-elle en général bien moins expérimentée. Quelques études en ont néanmoins été faites, principalement en Allemagne et en France. Nous suivrons le même plan que pour l'étude de la tuberculine brute. Aussi pour l'action physiologique l'étudierons-nous :

A. — *Chez l'homme et l'animal sain.*
B. — *Chez l'homme et l'animal tuberculeux.*

A. — Chez l'homme et l'animal sain

Comme pour la tuberculine brute, Koch (155) l'expérimente sur lui-même et sur des individus sains. Il commence par des injections sous-cutanées de 2 milligrammes ; la tuberculine détermine alors une élévation de 1°5 à 2°5 d'élévation de température, de la lassitude, des tiraillements musculaires. Dans un cas, à la dose de 5 milligrammes, il provoqua une élévation thermique à peu près identique au premier cas, des frissons, des vomissements, de la céphalalgie et de l'insomnie. A partir de la vingt-quatrième heure, les symptômes s'amendèrent peu à peu et quarante-huit heures après l'injection, la réaction était terminée. Koch ne décrit pas, comme il l'a fait pour la tuberculine brute, la réaction locale chez les sujets sains.

Arloing, J. Courmont et J. Nicolas (6) l'expérimentent ches les animaux sains.

Une injection un peu importante de tuberculine T R est poussée dans le tissu conjonctif sous-cutané du cobaye sain; elle détermine une tuméfaction plus ou moins importante, chaude, douloureuse et quelquefois rouge et même violette. En sacrifiant l'animal, on ne constate aucune lésion, si ce n'est des lésions locales englobant les organes lymphatiques de la région.

Pour connaitre les suites de l'introduction de la tuberculine T R dans le sang, il s'adressent au chien et recueillent des graphiques des modifications imprimées à la circulation. Si l'on injecte dans la jugulaire du chien 1 milligr. 25 de tuberculine par kilogramme de poids vif, on n'a comme modification importante que du ralentissement du pouls et un peu d'hypotension artérielle; chez aucun animal, Arloing n'observe de nausées, de vomissements ou de la prostration.

Huber (129) fait des injections de tuberculine chez des cobayes sains, il n'a d'autres résultats que celui de les rendre tuberculeux par l'effet de la tuberculine elle-même.

B. — Chez l'homme et l'animal tuberculeux

Cette étude sera forcément moins complète que celle de la tuberculine primitive, puisque comme nous le verrons plus tard, la plupart des principes amenant des réactions dans les différents appareils de l'organisme n'existent pas. Néanmoins, il nous faut distinguer :

a) Une réaction locale ;
b) Une réaction générale.

a) *Réaction locale.*

Elle est sensiblement identique à celle de la tuberculine primitive ; nous prions le lecteur de s'y reporter; il semble cependant que la réaction soit moins violente que pour l'autre tuberculine. Les phénomènes consistent également en tuméfaction, rougeur, douleur, induration et retentissement ganglionnaire. Bounhiol (35) l'a particulièrement étudiée dans sa thèse. D'après lui l'intensité de ces manifestations varie beaucoup suivant les sujets. Chez quelques malades la zone tuméfiée et douloureuse n'avait que quelques centimètres de diamètre, chez d'autres, elle atteignait jusqu'à 12 et 15 centimètres. « A la tuméfaction rouge et douloureuse des tissus ne tarde pas à succéder, nous dit Bounhiol, une induration, douloureuse à la pression, qui peut persister pendant plusieurs jours, avec marche douloureuse, claudication, lymphangite et retentissement ganglionnaire. Nous étions obligés de changer presque continuellement le lieu d'injection. Nous avons utilisé au début le creux rétro-trochantérien, tantôt droit, tantôt gauche. Nous avons ensuite pratiqué successivement les injections dans le tissu cellulaire du bras, de la cuisse, de l'abdomen, de la région sous-scapulaire.

« A la suite d'injections à la cuisse, un malade eut de la lymphangite étendue et de l'engorgement des ganglions de l'aine. Un autre malade a ressenti deux fois, consécutivement aux injections, des douleurs intenses ayant rendu la marche impossible le premier jour, pénible et claudicante pendant les deux ou trois jours suivants. Un autre malade piqué au bras ne pouvait le soulever sans douleur et avait les ganglions axillaires durs et douloureux. Presque tous ceux qui étaient piqués à la fesse ne pouvaient s'asseoir n'y se coucher sur le côté piqué.

« Toutes les précautions antiseptiques étaient rigoureusement prises : désinfection soigneuse de la peau à l'éther et au sublimé, asepsie rigoureuse des instruments, stérilisation du véhicule servant à diluer la tuberculine. La fréquence des réactions locales est d'ailleurs considérable : 181 manifestations intenses sur un total de 304 injections ; cette fréquence suffit à elle seule à faire repousser l'hypothèse d'accident septique. Nous n'avons trouvé aucune relation constante entre l'intensité des réactions observées et le chiffre des doses correspondantes. »

D'autres auteurs, V. Hoorn (127), Rumpf (257), insistent également sur le retentissement ganglionnaire. Arloing (6) insiste sur les prédispositions acquises par les cobayes traités pour les adénites spécifiques : « Le passage répété de la tuberculine T R à travers le système lymphatique favorise l'adénite spécifique. »

b) *Réaction générale.*

Elle est également moins intense que celle de la tuberculine brute. Ceci ne doit pas nous étonner puisque T R est débarrassée de la plupart des principes qui amenaient la réaction chez cette dernière. Arloing (6) ajoute : « L'étude expérimentale démontre que la tuberculine T R est un produit débarrassé des substances hyperthermisantes, vaso-dilatatrices, vaso-paralytiques, toxicardiaques et nauséeuses qui se rencontrent dans certaines cultures complètes du bacille de Koch. Parmi les poisons nerveux que T R contient, il faut signaler un agent sédatif pour les centres médullaires cardiaques ou excitant pour les autres modérateurs du cœur.

« Par suite de sa constitution, la tuberculine T R trouble modérément les grandes fonctions chez les tuberculeux, même à des doses qui seraient hypertoxiques, s'il s'agissait de la tuberculine primitive. Nous étudierons successivement :

1° Les modifications de la température ;

2° Les modifications des phénomènes respiratoires ;

3° Les modifications des urines.

Comme nous l'avons déjà vu, la réaction est nulle pour les autres organes.

1° *Sur la température.* — D'après Koch (155), ce qui frappe surtout l'observateur quand il examine les feuilles de température des phtisiques traités à la tuberculine T R, c'est que la courbe de température de ces derniers, auparavant en zigzagse, s'aplanit progressivement jusqu'à passer au-dessous et très près de 37 degrés.

D'après Arloing (6), la réaction thermique ne se produit souvent pas et lorsqu'elle se produit elle ne dépasse pas 0°5 ou 0°8.

Bounhiol (35) n'a jamais constaté un amendement quelconque de la fièvre chez les tuberculeux traités. Il ne l'a jamais vue disparaitre, en aucun cas la moyenne des ascensions thermiques ne s'est trouvée abaissée. Chez les malades apyrétiques après les injections, on a quelques poussées légères ne dépassant généralement pas 38°. D'une façon générale ces poussées ne se sont pas manifestées dès les premières injections. Elles n'ont apparu qu'à partir d'une certaine dose de T R, variable du reste avec la tolérance spéciale de chaque malade. La plus précoce s'est manifestée avec la dose de 3/500 de milligramme, la plus tardive avec la dose de 3/5 de milligramme. Quelques malades après la cessation du traitement ont vu disparaitre leur fièvre aussitôt. Chez les malades de Bounhiol (35) l'ascension de température se produisait le plus souvent le soir même de l'injection, et même le surlendemain. Elle se maintenait soit pendant un jour seulement, et le lendemain tout rentrait dans l'ordre jusqu'à la prochaine injection, soit pendant deux et trois jours, avec ou sans rémission matinale intermédiaire. Son intensité était variable ; le thermomètre indiquait une température comprise entre 38° et 40°

(maximum). D'une façon générale, il n'y avait aucune relation entre cette intensité et la durée de l'accès pour un malade déterminé. Bounhiol fait un total de 217 injections sur 16 malades apyrétiques, les courbes de température accusent quatre-vingt-quatre ascensions, attribuables évidemment à la tuberculine, puisque les malades primitivement apyrétiques le redeviennent après la cessation des injections. Les courbes de température enregistrées sont d'ailleurs remarquablement démonstratives à cet égard. Chez quelques malades on peut constater une série d'ascensions qui se sont produites avec une régularité presque parfaite. La plupart s'observent le soir du jour de l'injection. Pourtant un assez grand nombre ne se manifestent que le lendemain.

La durée ordinaire était d'un jour, mais on trouve des poussées ayant duré deux ou trois jours. Dans ce dernier cas il existe habituellement une rémission matinale intermédiaire plus ou moins accusée. Il est intéressant de remarquer que ces ascensions apparaissent malgré la répétition des doses pyrétogènes et l'espacement de ces mêmes doses.

Bounhiol cherche s'il y a une relation entre la quantité de tuberculine injectée et l'intensité de la poussée fébrile correspondante :

« Nous n'en avons point trouvé. Tout dépend de la susceptibilité particulière de chaque sujet. C'est ainsi qu'une même dose de TR est thermogène pour les uns et ne l'est pas pour les autres.

« La dose de 1/5 de milligramme par exemple produit chez l'un une température de 39°8 ; chez d'autres seulement une température de 38°; chez d'autres enfin n'aboutit à aucun effet thermique.

Nous reproduisons ici in extenso deux tracés thermiques pris dans la thèse de Bounhiol. »

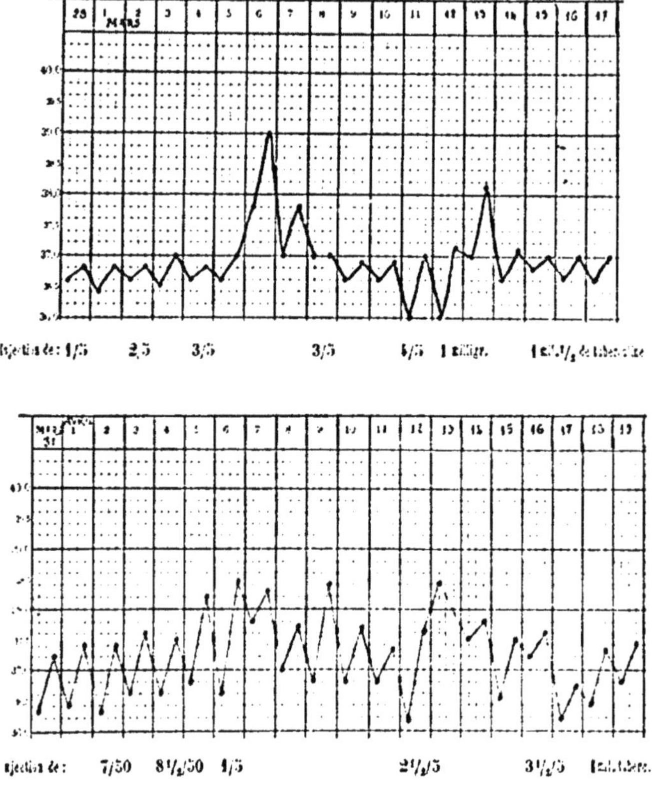

2° *Sur le système respiratoire.* — Les résultats publiés par Koch (155) sont très encourageants. Dès le début du traitement, nous dit-il, on observe une légère augmentation des râles, mais elle n'est que passagère, et au bout de quelques injections l'expectoration diminue, se tarit même tout à fait, et on ne trouve plus de bacilles dans les crachats. Parallèlement les bruits de râles disparaissent du poumon, la zone de matité diminue d'étendue.

D'après Bounhiol (35), il est impossible de trouver une action probante sur la toux et l'expectoration. Chez certains malades, il y a eu au début une recrudescence des symptômes avec une débâcle de crachats. La tuberculine n'a pas d'influence appréciable sur la toux et l'expectoration, les signes physiques n'ont pas été influencés par l'injection de tuberculine.

Bounhiol a fait l'examen bactériologique des crachats au début et à la fin du traitement. En aucun cas il n'a vu les bacilles disparaître des crachats.

3° *Sur les urines.* — Bounhiol examinait les urines des malades tous les sept ou huit jours environ. Elles n'ont jamais contenu d'albumine ni de sucre. L'élimination du médicament, tout au moins l'élimination par le rein, ne paraît donc pas avoir occasionné de troubles appréciables cliniquement.

Reinhold (243) dit que l'action toxique de T R se manifeste non seulement par de la fièvre, mais encore par des troubles généraux et assez fréquemment par un peu d'albuminurie.

CHAPITRE IV

DOSES ET MODE D'EMPLOI

Nous ne ferons pas de distinction comme pour la tuberculine primitive entre les doses pour le diagnostic et les doses pour la thérapeutique, ces dernières sont à peu près identiques. Quant aux doses pour le diagnostic chez l'animal, nous ne le ferons pas puisque la tuberculine T R n'est pas employée dans ce but.

Les injections de T R sont pratiquées comme celles de la tuberculine ordinaire. T R est livrée dans des flacons bouchés à l'émeri, contenant chacun 1 centimètre cube d'eau d'un liquide très légèrement opalescent. Le liquide contient par centimètre cube 10 milligrammes environ de substance solide. On devra l'amener à la dose nécessaire à son utilisation en le diluant au moyen de la solution de glycérine à 20 p. 100. « On commence, nous dit Koch, par une dose de 1/500 de milligramme ou même moins ; on aura rarement une réaction. Si par hasard la réaction avait lieu, il faudrait diluer davantage encore. Les injections seront faites tous les deux jours environ, et l'on augmentera lentement les doses de façon à éviter, autant que possible, des ascensions thermiques supérieures à 1 demi-degré. Si les injections déterminaient de l'hypothermie, il faudrait avant de les reprendre attendre qu'elle ait complètement disparu. » Koch arrive ainsi à injecter 20 milligrammes et lorsqu'à ce moment il ne se fait aucune réaction, il suspend le traitement durant un long intervalle.

Koch conseille de faire les injections par la méthode sous-cutanée dans la région dorso-lombaire. On se sert de la seringue de Koch en Allemagne, de Roux en France, avec toutes les précautions d'asepsie ordinaires.

CHAPITRE V

VALEUR DIAGNOSTIQUE ET THÉRAPEUTIQUE DE LA TUBERCULINE

I. *Valeur diagnostique.*

Le nombre des auteurs qui ont expérimenté la tuberculine T R est bien moins considérable que pour la tuberculine primitive. Tous ceux qui ont eu de mauvais résultats et surtout des accidents avec la première ne voulurent ou plutôt n'osèrent pas utiliser T R; il était évidemment téméraire d'employer des émulsions de bacilles tuberculeux sur des sujets qui n'étaient peut-être pas atteints de la redoutable maladie. Parmi les expérimentateurs en France, il nous faut signaler Grasset (155 *bis*) et Hutinel (159). Comme nous l'avons déjà vu à propos de la tuberculine brute, ces deux auteurs admettaient parfaitement la tuberculine primitive comme moyen diagnostique. Ils essaient T R et trouvent T R aussi bonne, sinon meilleure. Grasset préconise des doses très faibles (1/700 à 1/500 de milligramme). La réaction est plus faible qu'avec la première tuberculine, mais elle n'en a pas moins une importance clinique indiscutable. Dauriac (68) est du même avis.

A l'étranger, notamment en Allemagne, elle a été employée davantage et à l'heure actuelle, nous l'avons vue personnellement expérimentée à l'hôpital de la Charité à Berlin. Du reste, au Congrès contre la tuberculose à Londres en 1901, Koch et différents auteurs allemands ont annoncé qu'ils se servaient toujours avec succès de T R comme moyen diagnostique.

Frænkel (91) est partisan résolu de la tuberculine T R comme moyen de diagnostic. Il a examiné plus de deux cents sujets tuberculeux ou suspects de tuberculose. Les renseignements donnés par le remède de Koch était toujours exacts et jamais son emploi n'a donné lieu à des accidents.

Rembold (243) regarde la tuberculine comme un excellent moyen diagnostique.

D'après Rosmann (256), la tuberculine est un excellent moyen diagnostique de la tuberculose; malheureusement il est trop dangereux à cause des réactions qui peuvent devenir très violentes.

D'après de la Camp (53), chaque fois qu'après une injection de T R on a une réaction caractérisée par l'augmentation du pouls, une légère cyanose, des vertiges, de la céphalée et un peu de fièvre, on peut affirmer que le sujet en expérience est tuberculeux. Néanmoins, l'emploi de la tuberculine est dangereux et il ne faut l'employer qu'avec beaucoup de précautions.

Beck (21) fait une longue étude sur la tuberculine

T R; d'après lui, il faut absolument l'abandonner pour le traitement et ne s'en servir que pour le diagnostic. On ne doit avoir aucune crainte à l'employer. Il n'a jamais vu après l'injection de métastase tuberculeuse, ni de granulie et constate une accoutumance très rapide à la tuberculine. Il a expérimenté la tuberculine à Berlin sur plus de 2.000 sujets. Il injecte un milligramme; si au bout de douze heures la température monte d'au moins 0°5, l'épreuve est décisive et on peut affirmer que le sujet est tuberculeux; sinon, il faut recommencer au bout de un à deux jours; on peut augmenter même la dose jusqu'à 5 et 10 milligrammes. La réaction est-elle toujours négative, on peut affirmer que le sujet n'est pas tuberculeux. Sur 54 p. 100 des sujets chez qui la réaction était positive, la tuberculose n'était pas décelable autrement, et la clinique ne pouvait donner aucun renseignement.

Porges (233) de Vienne reconnait la bonne valeur diagnostique de la tuberculine pour les tuberculoses cutanées.

Somme (276) essaie la tuberculine dans le sanatorium de Tonsaasen (en Norvège), les résultats diagnostiques sont d'une *précision remarquable.*

Van Ryhn (245) de Bruxelles admet la valeur de la tuberculine, mais la déconseille chaque fois qu'on se trouve en présence d'un fébricitant.

Otis (220) de New-York l'essaie sur 31 sujets atteints d'adénite cervicale; 18 sujets réagissent, 9 ne réagissent pas, 2 résultats sont douteux. L'évolution clinique ultérieure des malades montrait l'exactitude des renseignements donnés par T R Denison (71), Dewar (190) et Anderson sont particulièrement favorables à l'emploi de la tuberculine comme moyen diagnostique.

Nous n'avons pas parlé de l'emploi de T R pour le diagnostic de la tuberculose animale. Son emploi en effet est resté dans les laboratoires et n'est pas passé dans le domaine de la pratique. La tuberculine T R aurait été trop coûteuse pour l'emploi journalier. D'un autre côté la tuberculine primitive est employée par tous les vétérinaires avec succès et son emploi tend de plus en plus à être répandu.

II. *Valeur thérapeutique.*

Elle a été étudiée :

A. — *Chez l'animal.*
B. — *Chez l'homme.*

A. — Chez l'animal

Koch assure que la tuberculine TR guérit l'animal atteint de tuberculose débutante et qu'elle améliore considérablement le sujet en pleine affection tuberculeuse.

Nous ferons remarquer de suite qu'aucun auteur n'a pu confirmer ces faits.

Letulle et Péron (177) ont tuberculisé une dizaine de cobayes, les ont traités ensuite à la tuberculine et n'ont constaté chez aucun de rétrocession des lésions tuberculeuses.

Huber (129) a traité par T R 45 cobayes et

15 lapins. Les uns avaient été injectés avant inoculation tuberculeuse, les autres après cette inoculation. Deux cobayes sains ont été rendus *tuberculeux par la tuberculine elle-même* et les animaux en expérience sont tous morts, sans exception, de tuberculose abdominale ou pulmonaire, plus rapidement que les animaux de contrôle non inoculés.

Baumgarten (19) inocule avec la tuberculine 54 animaux tuberculisés. Chez tous, la tuberculose suit son cours et les animaux traités meurent même plus vite que les animaux témoins.

Enfin Arloing, Courmont et Nicolas (6) étudient l'action de la tuberculine T R sur des cobayes inoculés avec la tuberculose elle-même. Le traitement est entrepris cinq, dix, quinze et dix-huit jours après l'inoculation tuberculeuse ; chaque série comprend au moins 5 cobayes.

L'infection tuberculeuse a toujours suivi sa marche habituelle. Certains sujets des séries traitées ont survécu un peu plus que les témoins, mais ces différences dans la survie n'ont pas dépassé les limites des variations analogues que l'on observe sur des séries d'animaux exposés dans les mêmes conditions à une même cause d'infection.

Les auteurs observent chez les témoins et les traités les mêmes ulcérations au point d'inoculation, les mêmes lésions ganglionnaires, les mêmes altérations spléniques.

Koch insiste beaucoup sur les altérations progressives qu'on observerait dans le foie des sujets traités : « A la place de foyers nécrosés jaunâtres, on voit des sillons et des enfoncements donnant à l'organe un aspect particulier. » Arloing, Courmont et Nicolas ne donnent à l'aspect de cette lésion aucune signification probante puisqu'on peut la rencontrer chez des sujets tuberculeux ou tuberculisés.

De même que pour la tuberculine primitive en 1891, les auteurs concluent ainsi : « En aucun cas la tuberculine T R n'a arrêté ou fait rétrocéder la tuberculose expérimentale. » Il nous faut remarquer une fois de plus la contradiction nette et flagrante des conclusions des différents expérimentateurs de la tuberculine T R avec la phrase de Koch : « J'ai fait rétrocéder les lésions tuberculeuses et amélioré considérablement l'état des sujets tuberculeux par injection de T R... »

Aucun auteur n'a retrouvé les mêmes faits que Koch.

Par contre, les auteurs cherchent ensuite si T R est nuisible aux animaux : Ils insistent sur les prédispositions acquises par les cobayes traités pour les adénites spécifiques. Cependant, comme même à forte dose la tuberculine T R n'éprouve pas vivement les cobayes tuberculeux, ils croient que cette dernière est bien moins dangereuse que la tuberculine primitive.

Quant aux propriétés préventives de la tuberculine T R Ostertag (209) ne les constate pas. Arloing, Courmont et Nicolas dans leurs expériences ne signalent pas une seule fois la propriété immunisante de la tuberculine T R. Ni par la survie, ni par l'état général, ni par les lésions locales et viscérales,

les cobayes préalablement tuberculinés ne diffèrent sensiblement des cobayes tuberculisés comme témoins.

B. — Chez l'homme

Koch s'exprime ainsi sur le résultat qu'il a obtenu avec son nouveau remède : « Un malade atteint de lésions tuberculeuses très avancées qui vraisemblablement n'a plus que quelques jours d'existence n'a pas d'amélioration à attendre de T R. De même il ne faut pas employer le remède sur les malades chez qui la tuberculose n'est qu'une affection secondaire et sur ceux chez qui on trouve d'autres infections telles que la pneumococcie et la streptococcie. Il est évident qu'une immunisation contre la tuberculose n'aura pas d'action contre ces infections qui se surajoutent souvent dans l'évolution d'une tuberculose. De même le remède sera impuissant contre tout malade dont la température s'élève au-dessus de 38°.

« J'ai essayé la préparation sur un grand nombre de tuberculeux pulmonaires et aussi sur des malades atteints de lupus ; j'ai trouvé une amélioration beaucoup plus sensible que celle qu'on observe ordinairement avec la tuberculine ancienne. Je dis exprès amélioration et cependant dans plusieurs cas on pourrait presque dire guérison, si je ne dis pas guérison c'est que je veux attendre un certain temps avant de voir s'il y a récidive... Ce qu'il y avait de plus curieux chez les lupus traités, c'est que les réactions locales étaient insignifiantes et qu'au contraire la guérison était rapide. De même on ne trouve plus chez les tuberculeux pulmonaires traités cette congestion et cette infiltration momentanée du poumon qui accompagnait souvent les réactions formidables de la première tuberculine. Je n'ai jamais vu de symptômes secondaires venant compromettre la santé du malade. Presque tous les sujets traités prenaient du poids dès le commencement du traitement et cette augmentation se continuait jusqu'à la fin du traitement. »

Nous allons maintenant passer en revue quelques résultats cliniques.

Comme nous l'avons déjà dit, la nouvelle tuberculine ne fut point accueillie avec l'enthousiasme et la curiosité qui avait marqué l'apparition de la première tuberculine. Néanmoins, elle fut essayée en France et à l'étranger, notamment en Allemagne. Quelques auteurs sont favorables à son emploi; d'autres sont nettement défavorables; enfin quelques auteurs citent leurs résultats sans donner de conclusion, ou bien essaient d'expliquer quelques-uns des mauvais résultats obtenus par l'inégale activité des divers échantillons employés et le manque de constance de leur composition.

Auteurs favorables à l'emploi de T R en clinique. — En France il y a fort peu de partisans. Nous ne pouvons guère citer que Dauriac (68) qui dit avoir obtenu avec T R de très bons résultats, la guérison même, dans la plupart des cas.

Benoit (22) termine ainsi sa communication au IVe Congrès contre la tuberculose. « La nouvelle tuberculine de Koch ne peut avoir aucune action nocive ; bien appliquée, elle ne provoque jamais les accidents signalés qui sont généralement des fautes de technique. Dans la tuberculose humaine le traitement peut et doit être essayé ; mais le choix des malades, leur examen raisonné et une technique parfaite basée sur une expérience complète de T R et de son emploi sont des facteurs indispensables de succès. » Benoit conseille au médecin traitant de s'en tenir strictement aux malades indiqués par Koch.

A l'étranger, citons parmi les cliniciens favorables à T R Baudach (18), directeur du sanatorium de Schœnberg qui a traité 32 malades avec T R ; la nouvelle tuberculine a produit de bons effets dans nombre de cas et il est hors de doute que l'amélioration a reçu une rapide impulsion sous l'influence des injections de la tuberculine T R.

D'après Pétrusky (227), la tuberculine T R est un excellent remède à condition qu'on sache bien l'appliquer. Il ne faut pas continuer trop longtemps le traitement mais procéder par étapes successives. Il nous donne une observation très convaincante que nous allons résumer ici.

C'est un tuberculeux soigné déjà en 1894 avec de bons résultats par la tuberculine primitive.

En mars 1896, le malade prend la grippe qui n'influence en rien la tuberculose. En 1897, on recommence les injections de la tuberculine, on se sert cette fois de T R. Le malade qui toussait un peu et qui avait de la dyspnée voit rapidement s'amender ces symptômes. Enfin en 1897 on pratique à titre diagnostique des injections d'ancienne tuberculine : 5, 10, jusqu'à 15 milligrammes sont injectés sans aucune réaction. A ce moment Pétrusky examine le malade avec un confrère : il n'y a pas trace de râle ; la respiration est normale et également forte aux deux poumons ; pas de diminution de la sonorité sauf une légère zone de matité au côté gauche.

Freymuth (94) traite au sanatorium de Gœrbersdorf 12 tuberculeux par la tuberculine T R ; il a de très bons résultats.

De même Stark (231) de Munich.

Rembold (243) guérit les tuberculeux par T R à condition qu'ils ne soient pas atteints d'une tuberculose mixte et que la lésion soit débutante.

Spengler (278) de Davos, Brocchiéri (49) de Naples, Raw (241) de Londres sont tous très favorables pour T R.

Doutrelepont (78) et Seeligamann (272) essaient avec succès T R sur le lupus.

Barney (17) de Boston traite 38 malades ; chez 14 l'amélioration n'est pas douteuse à la suite des injections de T R. Son collègue Denison (71) obtient les mêmes résultats.

Rhyn (245) de Bruxelles, sur une cinquantaine de malades traités par T R, a de nombreuses guérisons (83, 3 p. 100 des cas traités sont guéris par T R) ; il faut employer des doses faibles et cesser le traitement lorsque la fièvre apparait.

Somme (276), au sanatorium de Tonsaasen, traite une dizaine de cas avec T R : il ne faut d'après lui n'employer que des solutions très pures et sacrifier rigoureusement les autres.

Péters (222). médecin de Davos, soigne et suit longuement 20 malades traités par T R. A la suite de quelques injections de T R, nous dit-il, les malades présentaient des améliorations surprenantes qu'ils n'avaient pu réaliser en passant de longs mois dans les hautes montagnes.

D'après tous ces auteurs, T R donne des résultats très encourageants et serait beaucoup plus inoffensive que la première lymphe de Koch.

Mais à côté de ces quelques auteurs partisans combien en trouverons-nous de nettement défavorables ?

Auteurs défavorables à l'usage de T R en clinique. — En France, Letulle et Péron (177) traitent six malades par la tuberculine T R : cinq pulmonaires et un malade atteint de cystite tuberculeuse. Chez les pulmonaires, ils ne constatent aucune amélioration ; chez le malade atteint de cystite, ils constatent après chaque injection une accalmie des douleurs ; à aucun moment il n'y a de modification dans les urines.

Vaquier (298) l'expérimente sur 5 enfants ; il ne constate aucune amélioration et même sur 3 des malades l'état semble plutôt s'aggraver après l'injection de T R.

Leclerc et Jaboulay (171) n'ont enregistré que des résultats nuls : ils admettent toutefois que la tuberculine T R est plus maniable et moins dangereuse que la tuberculine primitive de Koch. Desplat et Bosquer concluent dans le même sens.

Bounhiol (35), par sa thèse inaugurale de Lyon (1898), nous donne le résultat de son expérimentation sur vingt-deux malades pris dans les cliniques des professeurs et docteurs Cortez, Curtillet, Vincent, Saliège, de l'hôpital de Mustapha d'Alger.

Quelques rares malades ont augmenté de poids pendant la cure mais même alors cet effet favorable n'était pas suffisamment prouvé, et n'était corroboré par l'amendement d'aucun symptôme. Presque toujours au contraire l'auteur a rencontré une action fâcheuse très nette et très clairement démontrée.

D'après Bounhiol, la tuberculine ne provoque pas par son élimination des accidents du côté des reins; elle provoque des accidents locaux, de la fièvre et les malades quelquefois avaient même diminué de poids.

Les signes stéthoscopiques évoluent parallèlement aux signes extérieurs et l'auteur conclut que la tuberculine T R est un médicament impuissant et de plus un remède dangereux.

Dans une communication (36) Bounhiol nous donne la statistique des malades traités par T R.

Sur seize cas il constate :

Améliorations nettes.	1
Améliorations probables mais tres passagères.	1
Améliorations douteuses	2
Aggravations	8
États stationnaires.	2
Cas douteux.	2

A l'étranger, parmi les auteurs défavorables signalons Leyden (191 *bis*), Senator, Schrœder (264), Buchner (39), Stroebe (285) Baude (288), Scheuber (260) de Prague, Pfeifer (228) de Zurich. Von Hoorn (127) a constaté des retentissements ganglionnaires intenses à la suite de l'injection de T R.

Jeez (137) traite trois cas à la tuberculine T R; il obtient des résultats très mauvais.

Leick (173) cite un cas de mort dans le collapsus cardiaque après l'injection de T R.

Langerhans (170 *bis*), après deux injections, voit se développer une tuberculose miliaire.

Maragliano (194 *bis*), chez 3 tuberculeux, voit par T R l'augmentation de la fièvre et des lésions pulmonaires. Il préfère l'ancienne tuberculine, car, comme l'ont montré Nocard et Bouchard, la nouvelle tuberculine s'altère trop facilement.

Huber (130) traite 4 tuberculeux peu atteints et dans les conditions indiquées par Koch, par la tuberculine T R; le premier était atteint de tuberculose laryngée, les autres d'infiltration du sommet droit. Chez ces deux derniers malades, un mois aprés le traitement, on trouve pour la première fois des bacilles dans les crachats et des signes de tuberculose se développent au sommet jusque-là sain.

Wœrner (310) veut comme Pétrusky l'avait indiqué employer les doses fractionnées administrées par étapes; il n'obtient que des résultats négatifs. La plupart de ces expérimentateurs ont constaté un nombre plus ou moins grand d'accidents locaux et de poussées thermiques dans l'emploi de T R. Il n'y a entre eux de différence que dans la quantité ou la fréquence de ces accidents.

Auteurs n'ayant pas d'opinion fixe sur TR. — Certains auteurs, tout en reconnaissant l'existence de fâcheux effets de l'emploi de la tuberculine, essaient de les expliquer par l'inégale activité des divers échantillons employés et le manque de constance de leur composition.

Büssenius et Cossmann (48) expérimentent avec la tuberculine TR très soigneusement contrôlée : sur 24 cas (lupus, tuberculose pulmonaire ou tuberculose laryngée), ils n'ont pas de guérison ; par contre, ils ont 3 grandes améliorations (lupus et tuberculose laryngée), et 3 améliorations (infiltration pulmonaire) ; 11 tuberculeux n'ont pas de changement dans leur état, 7 sont aggravés, enfin 7 meurent en cours de traitement.

Spengler (278), en principe favorable comme nous l'avons déjà vu, admet cependant qu'on peut avoir quelques résultats défavorables par un accroissement de la sensibilité nerveuse des sujets ou par des variations irrégulières de cette sensibilité. Il recommande surtout de ne pas employer TR chez les sujets névropathes qu'on aurait mis en garde avant le traitement contre les injections de la tuberculine.

Rumpf (257), après avoir traité 67 cas, déclare qu'il ne peut avoir aucune opinion fixe sur TR, car les résultats sont très variables. De même Slawyk (275) qui l'a expérimentée chez les enfants.

Herzfeld (122) l'expérimente dans la tuberculose

laryngée et se déclare incapable de formuler un avis.

Eve (84) de Philadelphie a 3 cas défavorables et 3 cas favorables.

Schultze (267) a 3 améliorations et 3 aggravations sur 9 cas traités.

Krause (164, 165, 166) croit qu'on a voulu juger trop vite la tuberculine TR. « Peut-être, nous dit-il, si les expériences avaient été faites d'une façon moins hâtive, aurions-nous vu de meilleurs résultats. »

Comme on le voit, il ne semble pas qu'on ait dit le tout dernier mot sur la tuberculine TR, et dans quelques hôpitaux, notamment en Allemagne, on continue son emploi. Nous terminerons l'étude de la tuberculine TR par l'examen de la nature des accidents observés pendant le traitement.

ACCIDENT' A LA SUITE DES INJECTIONS DE TR.

La plupart des principes nocifs de la lymphe primitive n'existant pas dans TR on n'a signalé que très peu d'accidents à la suite de l'usage du dernier médicament. Nous avons divisé les accidents signalés à la suite de l'usage de la première tuberculine en trois groupes :

1° Les accidents dus à son action vasodilatatrice et congestive ;

2° Les accidents dus à son action toxique ;

3° Les accidents dus à la mobilisation du bacille tuberculeux.

On n'a que des accidents du dernier groupe à la suite de l'expérimentation avec TR. J. Courmont (97) présageait déjà ce genre d'accidents, dans un article de la *Province Médicale*. D'autres l'ont constaté de visu. C'est ainsi que Huber (130) voit se développer une granulie à la suite d'injection de TR. Burckart (116) voit se développer un abcès froid consécutivement à l'injection de TR. Dans le pus de cet abcès on trouve des bacilles tuberculeux très nettement colorables. Langerhans (170 *bis*) traite un maçon pour une légère laryngite tuberculeuse avec infiltration du sommet gauche, il n'y avait pas de fièvre et l'état général était satisfaisant. Avec la deuxième injection apparaissent des frissons, de la fièvre et les symptômes locaux s'aggravent. Les injections furent néanmoins continuées et après avoir présenté une aggravation considérable des lésions locales, le malade mourut. A l'autopsie on trouve une tuberculose miliaire généralisée.

Muller (206) traite une otite tuberculeuse de l'oreille gauche. Après quelques jour de traitement, il se développe bientôt une otite droite.

Comme on le voit, l'usage de TR semble moins dangereux que celui de la tuberculine brute et nous ne saurions mieux faire, avant de passer au chapitre suivant, que de donner les conclusions de la communication de Landouzy (169) au quatrième Congrès contre la tuberculose :

« On ne peut accorder à TR dans le traitement de la tuberculose pulmonaire qu'un faible rôle d'adjuvance ; mais d'un consensus unanime on peut lui donner une place meilleure dans la thérapeutique spéciale des tuberculoses cutanées. »

QUATRIÈME PARTIE

AUTRES TUBERCULINES ET PRODUITS SIMILAIRES

Si les recherches de Koch ne furent pas suivies de succès, elles eurent néanmoins le mérite d'exciter la sagacité des savants. Ses insuccès même furent étudiés soigneusement et chaque auteur essaya d'y remédier. Qu'il s'agisse de l'extrait glycériné de culture de bacilles tuberculeux ou de TR, émulsion de ces bacilles, les méthodes de Koch furent étudiées et les modifications nombreuses et importantes furent proposées.

Nous ne chercherons pas à faire une classification dans toutes ces substances : car elle serait forcément artificielle. Nous les citerons dans l'ordre chronologique de leur apparition.

Nous ne reviendrons pas sur la tuberculine épurée de Koch.

Nous avons déjà vu plus haut quel produit il a obtenu et quels furent ses effets.

Tuberculine épurée de Hunter et Cheyne

Hunter et Cheyne (131) essayèrent par une association chimique et biologique d'assigner aux différents principes constitutifs de la tuberculine brute de Koch l'action propre à chacun d'eux; ils cherchent ensuite à isoler les substances nocives et obtenir ainsi une tuberculine privée de principe toxique.

D'après ces auteurs (voir plus haut la composition chimique de la tuberculine brute), les substances constitutives de la lymphe seraient: 1° des albumoses; 2° des alcaloïdes; 3° des matières extractives; 4° de la mucine; 5° des sels inorganiques; 6° de la glycérine et des matières colorantes.

Ils cherchent à épurer la tuberculine primitive et obtiennent ainsi différents produits modifiés.

Ils appellent *Précipité A* le précipité total obtenu en traitant un centimètre cube de lymphe brute par 10 centimètres cubes d'alcool absolu. Ce précipité contient des albumoses, une certaine proportion de sels, de la mucine, de la glycérine, des matières colorantes.

Précipité A^2. — C'est le précipité obtenu en traitant 1 centimètre cube de lymphe brute par 7 centimètres cubes d'alcool à 70 p. 100 additionné de 2 centimètres cubes d'eau.

Précipité C. — Il contient surtout les sels alcaloïdaux de la tuberculine. Il est obtenu par l'évaporation du filtrat alcoolique au bain-marie, puis par action de l'acide picrique à 5 p. 100 sur le résidu.

Précipité B. — On l'obtient en précipitant les albumoses de la tuberculine par le sulfate d'ammoniaque. Le précipité est repris par l'eau distillée, rassemblé sur la membrane du dialyseur et placé pendant vingt-quatre heures sous un courant d'eau distillée.

Précipité CB. — Hunter pour l'obtenir agit de la façon suivante :

Il verse 2 centimètres cubes de tuberculine brute goutte à goutte dans 20 centimètres cubes d'alcool absolu; il filtre le précipité et l'évapore sur bain-marie à 40° centigrades de façon à le débarrasser de l'alcool; il place le résidu sur le dialyseur et le reprend avec 12 centimètres cubes d'eau distillée; il ajoute 2 centimètres cubes d'eau distillée: il ajoute 2 centimètres cubes de glycérine, quelques cristaux de thymol et de l'eau en quantité suffisante.

Le précipité A^2 possède une action pyrétogène moins prononcée que celle de A.

Les précipités A et C sont tous les deux des principes curateurs de la lésion tuberculeuse; mais tandis que A n'a qu'une action phlogogène, c'est-à-dire détermine une inflammation locale quelquefois très intense avec peu ou pas de fièvre, C, injecté sous la peau de tuberculeux, produit la fièvre sans réaction locale : C est donc pyrétogène mais non phlogogène.

Le précipité A, comme nous l'avons déjà vu, renferme surtout les albumoses et C contient surtout les sels, c'est à lui que revient la majeure partie du pouvoir hyperthermisant de la tuberculine primitive.

Le produit B a une action thérapeutique évidente sur les foyers tuberculeux malades ; il engendre la réaction locale sans donner lieu à la moindre réaction générale.

En enlevant par dyalise les produits pyrétogènes de C on obtient une nouvelle préparation CB.

Le produit CB donne une amélioration semblable à celle de la tuberculine primitive ; il offre l'avantage considérable de ne donner ni abattement, ni nausées, ni dyspnée. C'est donc lui qu'il faut employer.

Hunter, malheureusement, ne nous dit pas s'il l'a essayé sur les animaux, de sorte que, pour nous, son médicament semble avoir une valeur plutôt théorique que pratique.

En résumé, d'après lui, l'action hyperthermisante serait l'apanage des substances non albuminoïdes, des sels alcaloïdaux plus particulièrement, tandis que les albumoses ou du moins certaines d'entre elles posséderaient des propriétés curatives et inflammatoires.

Tuberculocidine de Klebs

Klebs (147), étudiant l'action de la tuberculine primitive de Koch, part de ce principe que la tuberculine primitive a bien une action nécrobiotique sur les tissus, mais cette nécrobiose n'amène pas, comme Koch le prétend, une diminution du nombre des bacilles (se reporter au chapitre : Actions physiologiques de la tuberculine brute), mais bien plutôt une prolifération de ces derniers.

Dans deux longs articles (147 et 148) des *Deutsche medic. Woch.*, 5 novembre 1891, et des *Wiener medic. Woch.*, 11 avril 1891, Klebs nous indique comment on est arrivé à fabriquer une nouvelle substance : la tuberculocidine. Il reprend d'abord toutes les expériences de Koch sur la tuberculose primitive. Nous résumons ces conclusions :

1° Les injections sous-cutanées et intra-péritonéales de 1 milligramme de tuberculine de Koch sont presque inoffensives chez l'animal sain ;

2° La durée de la maladie à la suite des injections de Koch est diminuée de moitié par suite de la rétrocession des lésions tuberculeuses qui se fait, soit par la dégénérescence du bacille, soit par la néo-formation des tissus ;

3° Mais malgré l'action anti-tuberculeuse de la tuberculine, à la suite de l'inoculation, il y a un point de l'organisme où les bacilles sont en augmentation ;

4° Même au cours d'une tuberculose inoculée, l'action de la tuberculine de Koch est évidente ; le tissu tuberculeux tend à redevenir normal.

Cette restitution *ad integrum* se fait sous deux actions :

1° Une immigration abondante de leucocytes ;

2° Une transsudation progressive.

5° Mais cette disparition du tissu tuberculeux peut aussi amener des accidents : dans le poumon, l'emphysème ; dans le foie, la cirrhose et quelquefois des processus de transsudation chronique (ascite, anasarque).

Aussi Klebs cherche-t-il une substance qui serait douée des mêmes vertus curatives que la tuberculine primitive, mais par contre, privée de ses principes nocifs. Pour y arriver, il propose la méthode suivante : 5 centimètres cubes de lymphe de Koch sont traités par 100 centimètres cubes d'alcool absolu, on obtient un dépôt épais de coloration jaune foncé, après avoir bien brassé ce dépôt on le filtre, après l'avoir lavé avec 100 centimètres cubes d'alcool absolu, 100 centimètres cubes de chloroforme et de benzine. On dessèche ensuite à 56°. On reprend le dépôt, on le mélange avec 100 centimètres cubes de glycérine à une solution de 0,5 p. 100 d'acide phénique; on refiltre soigneusement et on obtient ainsi une substance soluble dans l'alcool que l'on peut conserver indéfiniment. Elle représente 5 p. 100 de la lymphe primitive.

La partie résiduelle soluble dans le chloroforme est très toxique; en injectant 5 milligrammes à une souris blanche, on obtient une mort rapide de cet animal, l'animal meurt avec des phénomènes d'asphyxie et de paralysie de l'appareil musculo-moteur du cœur.

Klebs expérimente sa tuberculocidine chez l'homme sain. Un étudiant en médecine du service de Klebs se fait inoculer 0 c. c. 2 de tuberculocidine dans l'avant-bras. L'inoculation est faite à 10 heures du matin.

A 2 h. de l'après-midi la température était de. 37°0
A 5 heures. . . . . 37°1
A 8 heures du soir . . . . 36°9
A 10 — — . . . . 37°0

Le sujet en expérience n'a pas de sensation subjective; localement, on constate une légère rougeur et un peu d'œdème au point d'inoculation. Le lendemain par contre, le sujet a quelques nausées, un peu de céphalée et de prostration, mais la température ne s'élève pas au-dessus de 37° 9 et le surlendemain tout était normal.

Klebs expérimente sa tuberculocidine sur des cobayes et des lapins sains. Il leur en injecte 1 centimètre cube, soit une quantité équivalente à 0 c.c. 2 de tuberculine primitive. Les animaux expérimentés n'ont aucun trouble.

Quant à sa vertu thérapeutique, elle a été expérimentée tout d'abord par le professeur Kreiss (148) de Zurich, qui traite trois cas de tuberculose osseuse par deux injections de tuberculocidine puis par une injection de tuberculine brute. Tandis que les deux injections de tuberculocidine ne provoquèrent ni fièvre, ni douleur, tout en semblant avoir amené une certaine amélioration, l'injection de tuberculine brute fut suivie de la réaction alarmante habituelle : vomissements, céphalalgie, etc.

Klebs rapporte également que chez de nombreux lupiques, où la faible dose de 2 milligrammes de lymphe de Koch avait déterminé les plus fâcheux symptômes généraux, l'injection de doses quatre fois plus fortes de tuberculocidine n'éveilla aucune manifestation générale, tandis que la réaction locale se développait bien typiquement.

L'auteur termine en disant que de même pour la kochine, si ces essais ne sont pas tout à fait satisfaisants, il ne faut pas se décourager pour cela et que le jour est proche où l'on trouvera le remède tant cherché de la tuberculose : ce sera une anti-tuberculine, c'est-à-dire une substance capable de neutraliser les toxines élaborées par le bacille tuberculeux.

La substance de Klebs fut expérimentée par quelques auteurs, les uns, comme Baas (13), sont défavorables et la trouvent identique comme résultat sinon plus mauvaise que la tuberculine de Koch. D'autres sont favorables. Parmi eux, citons Ambler (3), Taylor (287), qui traita 39 cas par la tuberculocidine sans une seule aggravation dans l'état des malades et avec plusieurs améliorations.

Denison (72) traite 23 malades suivant le procédé indiqué par Klebs. Chez tous, le processus tuberculeux est arrêté, au moins momentanément ; après l'injection, les bacilles diminuent en nombre, se fragmentent et deviennent moins virulents. A l'auscultation on trouve également une grande amélioration.

L'auteur cependant, tout en étant très favorable à la substance de Klebs, ne croit pas cette dernière absolument dénuée de principes toxiques, puisque deux malades qui ne supportaient pas les injections sous-cutanées et qui avaient consécutivement à ces dernières des nausées et des céphalées, supportaient sans aucun inconvénient les injections rectales.

Spengler (280) conseille un mélange de tuberculine et de tuberculocidine réunies. Le nouveau remède améliore les malades tout en n'amenant pas la nécrose des tissus. Les dangers de dissémination bacillaire par cette méthode étaient donc écartés : Les malades n'ont presque plus de fièvre, les bacilles disparaissent des crachats et Spengler a grand espoir dans la réunion de la tuberculine et de la tuberculocidine.

Tuberculine spéciale de Weyl et Vesely

Weyl (203) a extrait des bacilles tuberculeux, au moyen d'une solution de soude caustique, une matière insoluble dans l'acide acétique, rangée par l'auteur parmi les mucines ; mais elle ne forme pas une substance réductrice et elle contient du phosphore.

Elle possède une action toxique; injectée au cobaye, dans le tissu conjonctif sous-cutané, elle détermine une nécrose étendue des téguments.

Vesely (203) a essayé de modifier la lymphe brute de Koch en cherchant à conserver les substances curatives qu'elle renferme et à éliminer les matériaux nocifs. Son procédé diffère de ceux jusqu'ici employés par une modification apportée à la composition du bouillon du culture (absence d'extrait de viande, addition d'une forte proportion de glycérine), dans le but d'obtenir une tuberculine moins toxique.

Le produit obtenu, désigné par l'auteur sous le nom de tuberculine T L, provoque chez l'animal tuberculeux une réaction locale et générale, sans cependant déterminer les accidents toxiques graves consécutifs aux injections de lymphe de Koch.

Vesely a observé que chez les animaux tuberculeux l'élévation de la courbe thermique, résultat de l'injection de 20 centigrammes de lymphe peptonisée, est beaucoup plus considérable que celle consécutive à une injection cinq fois plus forte de la tuberculine T. L. où l'albumine fait complètement défaut et se trouve remplacée par la glycérine.

Substance immunisante contre la tuberculose de Bernheim (de Paris)

Au Congrès de la tuberculose de 1893, Bernheim (24) déclare qu'il est arrivé à rendre des animaux réfractaires à la tuberculose par des inoculations intravasculaires de cultures bacillaires chauffées pendant une heures et demie et filtrées. Le sérum artériel de ces animaux immunisés est inoculé au malade, tous les deux jours, à la dose de 5 et 10 centigrammes. Plus de cent tuberculeux soumis à ce traitement en ont retiré de bons résultats. Un tiers d'entre eux peuvent être considérés comme guéris : disparition des bacilles dans les crachats, amélioration de l'état général, disparition des signes stéthoscopiques ; enfin quarante inoculations auraient suffi pour assurer la guérison et n'auraient jamais amené d'accidents.

Nous n'insistons pas davantage sur la méthode de Bernheim, puisqu'il s'agit non plus de tuberculine mais de sérum. Bernheim du reste ne nous donne aucune expérience de contrôle et n'est que très sobre de détails sur la méthode dont il se sert pour filtrer et stériliser les cultures qu'il inocule ensuite. Ajoutons de plus que la communication de Bernheim passa presque inaperçue et ne parut pas être prise au sérieux.

Tuberculines de Maragliano

Ces tuberculines n'ont pas été faites en vue d'un usage thérapeutique direct, mais dans le but de renforcer la valeur du sérum d'animaux réfractaires ou peu sensibles à la tuberculose.

Nous ne pensons pas empiéter ainsi dans le domaine de la sérothérapie puisque nous ne décrirons pas les sérums obtenus après l'usage de ces tuberculines.

Le sérum de Maragliano n'est pas préparé à l'aide de culture pure, vivante du bacille de Koch, mais bien à l'aide de toxines retirées de ces cultures, c'est ce qu'il nous annonce au Congrès de Bordeaux (193).

Il extrait suivant deux procédés toutes les toxines provenant de cultures capables de tuer les cobayes en quarante-huit heures.

Premier Groupe. — Il l'obtient par la concentration de la culture chauffée au bain-marie pendant quatre jours à la température de 100° centigrades.

Deuxième Groupe. — Le deuxième groupe renferme les toxines qui résistent aux températures élevées, les bactério-protéines contenues dans le corps des bacilles, les toxalbumines, enfin quelques protéines identiques à celles contenues dans le premier groupe. En effet, même dans les cultures fraîches on trouve toujours des cadavres de bacilles.

Maragliano a pu se convaincre que les bouillons de culture filtrés à froid renferment divers principes dont les propriétés ne sont pas celles des protéines.

Strauss (284 *bis*) avait cru qu'il était possible d'extraire du bouillon de culture bien filtré une substance toxique capable de déterminer par inoculation les symptômes ou les lésions caractéristiques de l'infection tuberculeuse, Maragliano le conteste.

A l'appui de sa démonstration Maragliano injecte ces substances au cobaye ou à l'homme tuberculeux. Elles ont une action sudorifique et fortement hypothermisante ; de fortes doses même font mourir le cobaye dans le collapsus ; on ne saurait donc les assimiler aux bactério-protéines, puisque leur action en est absolument antagoniste. Leur action peut cependant se manifester en même temps que celle des protéines, puisqu'elles peuvent exister dans un même bouillon de culture filtré.

Pour le démontrer, nous dit Maragliano, il suffit de porter à 100° le bouillon de culture filtré. Après le chauffage son pouvoir hypothermisant et sudorifique a complètement disparu, tandis que la tuberculine délivrée de son antagoniste produit sa réaction ordinaire :

« Prenons, dit Maragliano, trois cobayes infectés de tuberculose et ayant la température, puis injectons au premier 1 centimètre cube de culture filtrée et concentrée à 30°, au deuxième 1 centimètre cube du même bouillon filtré, mais porté à 100°, enfin au troisième, 1 centimètre cube de tuberculine ordinaire. Nous pourrons bientôt constater de l'hypothermie chez le cobaye 1, de l'hyperthermie au contraire chez les cobayes 2 et 3. Le fait se vérifie aussi bien chez l'homme que chez l'animal. Si donc la même quantité d'une même culture filtrée, hypothermisante à froid, devient hyperthermisante après le chauffage à 100°, c'est qu'il existe bien dans cette culture filtrée deux groupes de substances antagonistes. »

Maragliano néanmoins n'est pas encore parvenu à isoler le principe hypothermisant et sudorifique ;

« Les cultures ne fournissent pas une quantité égale de substances actives. Comme il est indispensable d'injecter aux animaux un produit d'activité constante et déterminée, j'ai dû, nous dit Maragliano, ramener les liquides du premier et du second groupe à l'unité de valeur toxique. »

L'unité choisie est celle capable de tuer cent fois son poids de cobaye sain.

Maragliano immunise les animaux qui lui fourniront ultérieurement le sérum, en leur pratiquant des injections composées de trois parties du liquide du premier groupe pour une partie du liquide du second. Il débute par la dose de 2 milligrammes progressivement accrue jusqu'à 40 et 50 milligrammes par kilogramme d'animal, en augmentant chaque jour de 1 milligramme.

La même année, Maragliano (194 bis) nous donne

le résultat de ses recherches d'une tuberculine aqueuse. Les toxines les plus actives, nous dit-il, sont celles qui proviennent des extraits aqueux et non des extraits glycérinés des bacilles de Koch. L'extrait aqueux est une solution aussi pure, aussi riche que possible des protéines tuberculeuses, son inoculation à des animaux détermine dans le sérum sanguin la formation de produits anti-toxiques qui donnent à ce sérum des propriétés immunisantes remarquables.

La tuberculine aqueuse s'obtient en filtrant la culture virulente en bouillon glycériné et peptonisé, Après cette opération, on la mélange à une quantité d'eau distillée égale au volume du bouillon passé au filtre et l'on maintient le liquide, pendant quarante-huit heures, à une température de 95° à 100°. Au fur et à mesure que l'eau s'évapore, on en ajoute. Puis après les quarante-huit heures, on évapore jusqu'à réduction au dixième du volume primitif. On filtre et l'on a un liquide brun foncé, de réaction alcaline, qui posséderait le même pouvoir toxique que l'extrait glycériné ou vieille tuberculine de Koch.

Les substances toxiques renfermées dans la tuberculine aqueuse dérivent évidemment du protoplasme des bacilles ; ceux-ci, après deux ou trois jours d'ébullition, sont à peu près complètement détruits, et, sur le filtre, il est bien rare d'en trouver quelques-uns encore intacts.

« Le précipité obtenu par l'alcool, selon le procédé de Koch, ou l'extrait sec obtenu par l'évaporation dans le vide sont plus toxiques que l'extrait aqueux.

En injectant ce dernier extrait aux cobayes sains et tuberculeux, on obtient une élévation de température de 2 à 3 degrés. La dose injectée est-elle mortelle, la courbe thermique baisse jusqu'à l'hypothermie. Si la quantité injectée est très massive, l'hypothermie est immédiate. Au point de l'inoculation on n'observe jamais de phénomènes inflammatoires. »

D'après Maragliano, la tuberculine aqueuse est un excellent produit pour les expériences du laboratoire et un excellent moyen de contrôle sur la valeur des toxiques des sérums. S'il ne la conseille pas pour la thérapeutique quoiqu'il la juge supérieure à la tuberculine de Koch, c'est qu'il n'a pas confiance en la valeur curatrice de la tuberculine. La toxinothérapie, d'après Maragliano, a cessé de vivre. La sérothérapie est la vraie méthode curatrice de la tuberculose.

Tuberculines de Schweinitz et Dorset

Déjà en 1894, Schweinitz, dans un article du *Philadelphia medical News* (269), avait publié les résultats d'une série d'expériences qui avaient été faites en vue de produire l'immunité artificielle contre la tuberculose chez les cobayes, en leur injectant des bacilles atténués. Les germes employés à cet effet étaient d'origine humaine et, à l'époque où Schweinitz commençait à en faire usage, ils étaient si virulents qu'une minime quantité (1/16 de centimètre cube) était suffisante pour causer, dans l'espace de quatre à cinq semaines, la mort de cobayes d'environ une livre. L'auteur les cultive ensuite sur un bouillon de bœuf acide ; il arrive à diminuer régulièrement leur virulence et après environ quarante générations, les descendants de ce même genre, si virulent à l'origine, étaient sans effet sur des cochons d'Inde quand on les administrait à de très fortes doses. Une injection de ces germes atténués causait une légère inflammation locale et un petit gonflement des glandes inguinales qui disparaissaient toutefois dans une période de quatre à cinq semaines, et les germes injectés en ce point étaient entièrement absorbés.

Pendant ce temps les animaux gagnaient généralement en poids et paraissaient être en excellente condition.

Les animaux traités de cette manière furent ensuite inoculés avec un bacille tuberculeux très virulent, en même temps que des sujets ordinaires ou témoins (*checks*) ; tandis que les témoins mouraient promptement, les animaux traités vivaient de trois, quatre, ou dix-huit à vingt-quatre mois plus longtemps que les témoins ; dans quelques cas même, ils restèrent en parfaite santé. Cela montrait la production d'une résistance très marquée, résistance qui, si elle pouvait être utilisée pour le bien de l'homme, combinée avec tout autre traitement réparateur et une nourriture appropriée, deviendrait éminemment salutaire.

« Le Dr Trudeau, de Saranac-Lake, qui m'avait procuré la culture virulente avec laquelle il opérait, avait aussi remarqué une atténuation très marquée du germe après culture continue de sa part. Il fit un certain nombre d'inoculations afin de voir jusqu'à quel degré ces bacilles atténués avaient la propriété de rendre inaccessible à la tuberculose et, dans un résumé de son travail publié l'année dernière, il dit que, sur 102 cobayes dont 36 étaient des témoins et 66 vaccinés, la vie moyenne des témoins était de 50 jours 1/2, et celle des animaux vaccinés de 154 jours 3/10. Ces derniers vivaient près de trois fois aussi longtemps que les sujets de comparaison et dans quelques cas ils vécurent dix-huit mois ou plus. »

Ce travail ayant démontré la possibilité d'une immunité artificielle contre la tuberculose, les auteurs cherchèrent ensuite à trouver une méthode par laquelle cette immunité pût être utilisée au profit de l'homme. Leurs efforts eurent aussi pour effet de voir si ces bacilles atténués rendaient les animaux inaccessibles à la tuberculose bovine. Afin de l'utiliser sur l'homme, leur attention se porta naturellement sur la préparation d'un sérum qui possédât des propriétés antitoxiques. Sans faire une revue du travail accompli par d'autres à ce sujet, il résuma les procédés qu'il avait suivis et les résultats qu'il avait obtenus.

« Les cultures atténuées, nous dit Schweinitz, chez lesquelles les expériences avaient démontré, dans une certaine mesure, la propriété de rendre réfractaire à la tuberculose me suggérèrent tout naturellement l'idée qu'il était possible de les employer pour traiter des animaux qui devaient produire le sérum. La tuberculine ne semblait pas répondre à ce but, pour plusieurs raisons. A la température à laquelle la tuberculine est préparée, quelques-unes des substances rejetées par les bacilles par sécrétion ou excrétion subissent indubitablement une transformation et peut-être une décomposition chimique. Par conséquent, quand la tuberculine est injectée chez un animal, les substances vénéneuses introduites ne sont pas toutes celles qui seraient produites par le germe quand il se développe chez l'animal dans des conditions normales. Le vrai moyen semblait être d'imiter ce dernier processus d'aussi près que possible et, en même temps, d'éviter l'infection de l'individu par la maladie. »

Les bacilles tuberculeux produisent, aussi bien en milieu de culture artificielle qu'en se développant dans le corps de l'animal, plusieurs classes de poisons. L'un de ces poisons, un acide nécrotique qui a été décrite par l'auteur et par Dorset (*Trans. Assoc. of Amer. Physicians*, 1897), est indubitablement cause de la nécrose. Un autre, appartenant chimiquement à une classe différente, soit le *proteids*, est le principe producteur de la fièvre, et il y en a encore un troisième, dont toutes les propriétés et l'action n'ont pas encore été élucidées. Il peut y avoir un plus grand nombre encore de poisons produits dans le corps, ou bien il se peut que les poisons, tels qu'ils sont produits par le germe, soient décomposés en d'autres encore plus virulents par l'activité cellulaire.

« Quoi qu'il en soit, nous dit Schweinitz, nous avons dans les résultats obtenus l'évidence que, tandis que d'un côté les bacilles atténués produisent ces substances qui permettent à l'organisme animal d'acquérir un certain degré d'immunité contre l'infection subséquente avec des bacilles virulents, nos travaux et ceux d'autres spécialistes avaient aussi prouvé que les poisons les plus actifs produits par les bacilles tuberculeux ne se trouvaient pas dans les milieux de culture tant que les germes étaient en vie et qu'on les laissait flotter à la surface liquide.

« Si toutefois on laissait les germes mourir de façon que la cellule pût se désagréger graduellement, les contenus cellulaires, les produits les plus actifs des bacilles passaient graduellement dans la solution. »

Donc, afin d'obtenir les produits des bacilles tuberculeux dans un milieu de culture artificiel, dans un état se rapprochant de celui qui existe probablement dans le corps de l'animal, Schweinitz prit les cultures dans lesquelles les germes flottaient encore en certaines quantité à la surface du milieu, transvasa le liquide, puis ajouta de l'eau distillée et stérilisée aux germes et le tout fut agité pendant un certain nombre d'heures dans une machine à agiter le lait. De cette manière une forte proportion des cellules des germes furent désagrégées, leur contenu réduit en solution fut employé pour injecter des chevaux, des mulets et des ânes. On commença par de petites quantités qui causèrent une réaction marquée. Au fur et à mesure que les injections étaient continuées et augmentées, ces réactions devinrent moins marquées, et après une période de seize mois à deux ans de traitement, le sérum obtenu des animaux traités parut posséder quelque valeur curative. Par son emploi, il réussit à empêcher la mort ou à entraver l'élévation de la température des cobayes tuberculeux qui avaient reçu une dose mortelle de tuberculine.

AUTRE TUBERCULINE DE SCHWEINITZ ET DORSET

En 1897, Schweinitz et Dorset (269 bis) nous décrivent une nouvelle tuberculine: ils modifient d'abord le bouillon de culture en y ajoutant différentes substances : du phosphate acide de potasse, du phosphate d'ammoniaque, de l'asparagine, de la glycérine. Abandonné à lui-même, le bouillon reste incolore : ensemencé, il prend une coloration jaune citrin.

Schweinitz et Dorset parviennent à isoler de ce bouillon de culture une substance cristalline jaunâtre de réaction acide, soluble aisément dans l'éther, l'alcool et l'eau, d'où l'on peut l'extraire à nouveau, sous forme de cristaux prismatiques. Ce corps est inactif au polarimètre. Il ne précipite ni par le nitrate d'argent, ni par le chlorure de platine, ni par la baryte. Sa formule chimique : $C^7H^{10}O^4$ est identique à celle de l'acide tératonique de la série des acides gras. En l'injectant aux cobayes, on obtient au point d'inoculation une tuméfaction considérable, s'étendant dans tout le tissu conjonctif voisin, et même dans le tissu musculaire qui paraît comme cautérisé. En l'injectant dans la glande hépatique elle-même, on observe des phénomènes de nécrose d'une étendue variable, accompagnée parfois de leucocytose variable. Comme réaction générale, les auteurs signalent de l'hypothermie, de l'accélération du rythme respiratoire, parfois de la dyspnée, de la rigidité, du tremblement et des secousses tétaniques. Les auteurs, constatant que leur tuberculine est également hypothermisante sur l'animal sain ou tuberculeux, cherchent à extraire du même milieu une matière capable d'élever la température chez les animaux tuberculeux seulement. A cet effet, en filtrant les cultures à froid, en les soumettant à plusieurs lavages à l'eau froide, puis en reprenant les bacilles par l'eau chaude, Schweinitz et Dorset ont extrait une substance albuminoïde qui injectée aux cobayes donne exactement la même réaction que la tuberculine, cette réaction dure quatre à cinq heures. Schweinitz et Dorset avaient commencé leurs recherches sur ces tuberculines avant la publication de la substance décrite précédemment. Ils avaient espéré trouver non pas une substance capable d'immuniser le sérum d'un animal mais bien une substance possédant en elle-même les vertus curatrices. Ils abandonnèrent bientôt ces recherches, et si nous citons cette tuberculine après l'autre, c'est que les recherches de Schweinitz et Dorset ne furent connues que quelques années après les premières publications de leur tuberculine citée plus haut qui remontait déjà à l'année 1894.

Oxytuberculine de Hirschfelder

C'est déjà en novembre 1896 que le Dr J.-O. Hirschfelder, de San-Francisco, annonce les résultats de ses recherches sur une nouvelle tuberculine ; d'après lui, si la tuberculine ne paraît jouir d'aucun pouvoir immunisant réel, il semblerait que l'oxydation (125 *bis*) de cette toxine lui conférât des qualités immunisatrices remarquables. Pour cet auteur, l'oxygène de l'air possède un action réelle contre les produits tuberculeux. Les étonnantes guérisons de péritonites tuberculeuses succédant à de simples laparotomies n'auraient pas d'autre cause. L'oxygène jouirait de la propriété de transformer les poisons bacillaires en produit antagoniste ; autrement dit, la tuberculine serait capable de former elle-même, en s'oxydant, son antitoxine.

Quelle que soit la valeur de cette théorie, elle a servi de base à ce traitement ; ce qu'il nous faut, dit Hirschfelder, c'est oxyder sans détruire.

Le problème serait donc de trouver un moyen d'oxyder *in vitro* la tuberculine sans en altérer les propriétés.

Dans ses premiers essais, Hirschfelder employait la tuberculine de Koch ; bientôt il prépare lui-même sa tuberculine en cultivant le bacille sur du bouillon de veau contenant 4 p. 100 de glycérine, 1 p. 100 de peptone, et 1/2 p. 100 de chlorure de sodium. A chaque litre de ce bouillon, on ajoute 3 centimètres cubes d'une solution normale de carbonate de soude. Ces cultures sont très virulentes, elles tuent les cobayes en moins de trois semaines par tuberculose généralisée. Elles sont stérilisées par la chaleur et filtrées.

La tuberculine ainsi préparée est alors oxydée au moyen d'une solution d'eau oxygénée ou bioxyde d'hydrogène, telle qu'un volume puisse dégager 10 volumes d'oxygène.

On chauffe pendant cent vingt heures à 100 degrés centigrades la tuberculine contenue dans un flacon bouché par du papier parchemin et toutes les douze heures on ajoute 100 centimètres cubes de bioxyde d'hydrogène pour chaque litre de tuberculine.

Finalement, on ajoute un litre de bioxyde d'hydrogène.

On chauffe encore pendant douze heures, on alcalinise légèrement la liqueur avec la soude et on la laisse reposer pendant douze heures. Dans le cas où l'oxytuberculine doit être utilisée dans un but thérapeutique et non pour des expériences de laboratoire, on ajoute 2 p. 100 d'acide borique et 3 p. 100 de glycérine dans un but de conservation. Ce même résultat peut d'ailleurs être obtenu en enfermant ce produit dans des tubes scellés, l'ayant préalablement filtré et stérilisé par la chaleur.

L'oxytuberculine est dès lors prête à servir; elle

ne doit plus contenir trace ni de bioxyde d'hydrogène ni de tuberculine libre.

Hirschfelder (125 *bis*), Guinard (108) et Mondielli (263) ont indiqué le mode d'emploi de l'oxytuberculine. On emploie l'oxytuberculine à la dose quotidienne de 5 centimètres cubes qu'on augmente tous les trois jours jusqu'à ce qu'on obtienne 20 centimètres cubes. Le liquide est injecté par la voie sous-cutanée. Quant au nombre des injections et la durée du traitement, ces éléments ont été, on le comprend, très variables.

Le liquide injecté, rapidement absorbé, ne produit aucun trouble local. Il ne détermine non plus pas de réaction générale bruyante sans pour cela demeurer inactif.

Afin de bien se rendre compte des résultats obtenus par la méthode de Hirschfelder, il importe de définir ce qu'il entend par guérison ou amélioration. Pour déclarer un malade guéri, Hirschfelder exige que des examens répétés ne fassent plus découvrir de bacilles dans les expectorations, que l'état général soit bon et reste bon pendant un temps considérable, que l'auscultation et la percussion ne révèlent plus aucun signe d'affection pulmonaire.

Si l'une ou l'autre de ces conditions vient à manquer, il ne considère le malade que comme amélioré. Enfin, beaucoup de malades, nous dit Hirschfelder, ont été examinés par d'autres médecins, de sorte que toute erreur de diagnostic, ainsi que toute interprétation trop favorable des résultats obtenus doivent être éliminées.

D'après Hirschfelder (125 bis), sur 70 cas de tuberculose pris indistinctement dans sa pratique privée et hospitalière, l'oxytuberculine ne donne que des guérisons ou fortes améliorations qui marchent vers la guérison dans les premiers stades de la maladie.

En peu de jours la fièvre et l'expectoration diminuent chez les malades, la peau reprend la teinte de la santé, l'appétit et les forces reviennent, enfin la fièvre diminue rapidement sous l'influence des injections. Différents malades ont été traités à San-Francisco par Hirschfelder avec résultats très satisfaisants.

Guinard (108) dans un article du *Lyon médical* et Mondielli (203) dans sa thèse ont démontré la parfaite innocuité de la substance curative d'Hirschfelder.

Mondielli affirme que contrairement à la tuberculine de Koch qui donne lieu à des réactions dangereuses, l'oxytuberculine exerce une heureuse influence sur l'organisme malade sans provoquer la moindre réaction locale ni générale.

Mondielli expérimente sur différents animaux sains et tuberculeux, pour rechercher les variations de la thermogenèse et des grandes fonctions sous l'inflence des injections d'oxytuberculine.

1° Mondielli recherche si l'oxytuberculine exerce une action sur la marche de la température chez l'animal sain. Il inocule trois lapins. Immédiatement après les injections, l'auteur n'observe aucun phénomène inflammatoire local et le tableau des températures prises heure par heure n'indique aucune élévation thermique. La même expérience est faite sur une génisse saine, l'oxytuberculine n'exerce non plus aucune influence sur la marche de la température de cet animal.

2° Mondielli recherche ensuite si le même produit se comporte différemment lorsqu'on l'injecte aux sujets tuberculeux ; il se sert d'un lapin inoculé de tuberculose plusieurs jours auparavant, le met en observation et prend la température plusieurs jours de suite. Il injecte ensuite à l'animal sous la peau du ventre une première dose de 4 centimètres cubes d'oxytuberculine ; le lendemain, seconde dose de 5 centimètres cubes.

L'oxytuberculine ne détermine pas davantage de réaction thermique chez le sujet tuberculeux que chez l'animal sain.

3° En collaboration avec Guinard, Mondielli cherche l'influence que peut exercer l'oxytuberculine sur les grandes fonctions chez l'animal sain.

Ils prennent un chien de 19 kilogrammes et inscrivent exactement l'état normal de la respiration, du pouls, de la pression carotidienne à 2 heures de l'après-midi.

Voici les résultats :

Respiration : 18 mouvements par minute.

Pouls : 96.

Valeur de la pression carotidienne : 159 millimètres.

On injecte ensuite à 3 h. 33 dans la veine jugulaire 1 centimètre cube d'oxytuberculine, on prend le tracé une minute et demie après l'injection, on a alors :

Respiration : 18 mouvements par minute.

Pouls : 90.

Valeur de la pression carotidienne : 159 millimètres.

Tracé I (14 mars). — État normal des grandes fonctions chez le chien de 19 kilogrammes (*S*, secondes; *R*, respiration enregistrée avec le pneumographe direct ; *P*, pouls; *M*, pression).

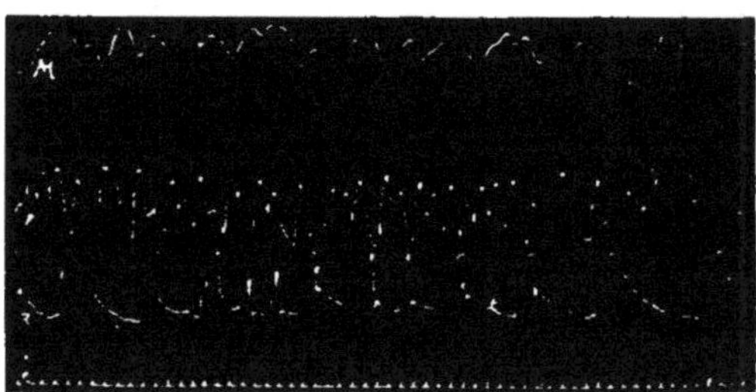

Tracé II (14 mars). — État des grandes fonctions chez le chien de 19 kilogrammes, une minute et demie après l'injection in jugulaire de 1 centimètre cube d'oxytuberculine.

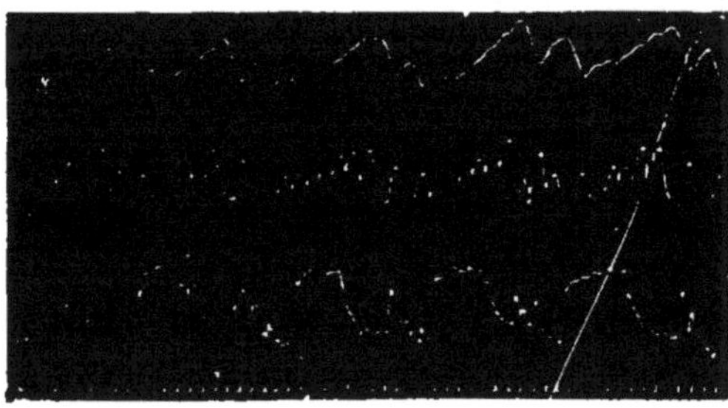

Tracé III (14 mars). — État des grandes fonctions chez le chien, 2 h. 25 après le début de l'expérience; quantité d'oxytuberculine injectée = 33 centimètres cubes.

A 3 h. 40, on injecte à nouveau 2 centimètres cubes ; à 4 h. 10, le tracé ne présente pas la moindre modification; 5 c. c. sont alors poussés dans la jugulaire ; on ne constate toujours pas de troubles.

A 4 h. 22, on procède à une nouvelle injection de 10 centimètres cubes. Toujours rien après l'injection.

A 4 h. 50, Mondielli injecte encore 12 centimètres cubes d'oxytuberculine ; à 4 h. 55, on complète la dose par 8 centimètres cubes, ce qui porte la quantité reçue par l'animal à 2 centimètres cubes par kilogramme. Aucun effet immédiat. Les mouvements respiratoires ont un peu plus d'amplitude, mais la pression est toujours élevée.

A 5 h. 55, soit deux heures vingt-cinq minutes après l'injection, l'état des fonctions est le suivant :

Respiration : 18 à 22 mouvements respiratoires par minute.

Pouls : 90 à 96.

Valeur de la pression carotidienne : entre 159 et 164 millimètres.

Quarante-huit heures après l'expérience, on prend une dernière fois l'état de la respiration. du pouls et de la pression. On a :

Respiration : 12 à 16 par minute.

Pouls : 126.

Valeur de la pression carotidienne : 160 millimètres.

Guinard (108) conclut ainsi :

1° Chez les animaux tuberculeux comme chez les animaux sains l'oxytuberculine n'a aucun effet sur la thermogenèse.

2° Injectée même à des doses élevées par la veine jugulaire ou par la veine porte, elle est incapable de provoquer le moindre trouble nuisible, et ne produit même pas d'effet apparent sur les grandes fonctions.

D'après Guinard, puisque cette substance est absolument sans danger, on peut sans crainte étudier expérimentalement ses effets thérapeutiques. Un des cas qui montrent le mieux la valeur de l'oxytuberculine est celui-ci :

« Un médecin s'infecta la face dorsale de la main droite, il se développa une ulcération que l'examen microscopique démontra être de nature tuberculeuse. On la traita de diverses manières sans résultats et on se préparait à faire une excision étendue de la peau, quand on eut l'idée de recourir à des applications locales d'oxytuberculine. La main guérit rapidement, la cicatrice a aussi bonne apparence que s'il s'était agi d'une ulcération non infectée. »

Nous terminerons l'étude de l'oxytuberculine de Hirschfelder par les conclusions d'une commission nommée par la Faculté de Cooper medical college pour étudier l'oxytuberculine.

Après de longues observations elle est arrivée aux conclusions suivantes :

« 1° L'oxytuberculine empêche la croissance du bacille de la tuberculose dans le bouillon de veau.

« 2° Elle a une valeur thérapeutique d'autant plus certaine que dans les quinze cas examinés par la commission, on n'a employé aucun autre traitement.

« 3° Elle n'a aucun effet dangereux ni même fâcheux. »

Tuberculine de Ramond et Ravaut

C'est au cours d'expériences faites dans le laboratoire du professeur Chantemesse que Ramond et Ravaut (238) découvrent une nouvelle tuberculine. Roux avaient montré que la tuberculine obtenue à l'aide de cultures aviaires produisait absolument les mêmes effets sur l'animal et sur l'homme que la tuberculine des cultures de tuberculose humaine. Ramond et Ravaut par analogie cherchent si en partant du bacille de la tuberculose des poissons on pouvait obtenir une toxine ayant ces propriétés. Dubard de Dijon avait conclu, quelques années avant, pour l'affirmative. Leurs expériences donnent des résultats positifs.

Voici comment ils obtiennent cette toxine. Une culture de trente jours du bacille de Dubard en bouillon glycériné, glycosé est stérilisé à l'autoclave à 110° pendant dix minutes puis filtré sur une bougie de porcelaine ; le liquide recueilli, de couleur brunâtre, de réaction neutre, dégage une odeur assez forte analogue à celle de la tuberculose humaine : c'est avec ce liquide non réduit et stérilisé au bain-marie que leurs expériences ont été faites.

Ils injectent 4 centimètres cubes de cette toxine a un cobaye tuberculisé par du pus de tuberculeux humain. La température de 38° 3 au début, un quart d'heure après l'inoculation est de 37° 4 ; une heure après 38° 2 ; deux heures après, 39° 5 ; le lendemain température normale ; un cobaye témoin sain reçoit 4 centimètres cubes de la toxine sans réaction thermique.

Ils injectent d'autre part dans le péritoine de deux cobayes et à des dates différentes des dilutions abondantes de cette substance tirée du bouillon de bacille de Dubard. On les inocule ensuite à la tuberculine humaine : ces deux cobayes réagissent avec une température de 39°3 et 39°6 ; un cobaye témoin n'a qu'une hyperthermie de trois dixièmes de degré.

Nous avons tenu à citer ces expériences car cette tuberculine de Ramond et Ravaut nous semble curieuse à étudier; ces essais sont très intéressants car les propriétés tant physiques que biologiques de cette nouvelle toxine démontrent sa proche parenté avec la tuberculine humaine ; le bacille isolé par Dubard appartiendrait donc à la même grande famille bactérienne des bacilles tuberculeux.

Tuberculine de Behring

Behring, au Congrès international d'hygiène de Madrid, s'avoue assez sceptique sur les chances du traitement spécifique de la tuberculose par la tuberculine, mais il proclame hautement que c'est par la découverte de Koch que pourra être réalisée la sérothérapie préventive et curative de la tuberculose.

La toxinothérapie et la sérothérapie tuberculeuses sont deux méthodes en apparence très opposées; mais qui, en réalité, marchent de pair en dépit de leur divergence apparente.

Si l'inoculation directe de TR, nous dit Behring (169), ne parait pas amener chez l'homme une tendance quelconque à la guérison, rien ne dit que cette tuberculine ne puisse être le point de départ de la découverte d'une substance permettant d'immuniser le sérum d'un animal et de lui donner une somme d'antitoxine nécessaire et suffisante pour contrebalancer dans l'organisme humain inoculé la puissance toxique des bacilles et de leurs substances solubles.

Comme nous l'avons déjà vu pour Maragliano, comme nous le verrons pour Arloing, Behring cherche donc la toxine tuberculeuse qui, par des injections répétées, déterminerait dans l'organisme la formation la plus rapide et la plus parfaite de l'antitoxine immunisante.

Behring, nous rapporte Landouzy (169), étant parvenu à la suite d'injections de TR à guérir une vache tuberculeuse a trouvé dans le sérum de cet animal un produit nouveau qui ne serait autre qu'une antitoxine :

« 2 c. c. 5 de ce sérum neutralisaient une fois et demie la dose minima mortelle de toxine spécifique douée d'un pouvoir toxique d'environ 1.500 m. (1 m. représentant la quantité minima de tuberculine nécessaire pour tuer un gramme de cobaye sain). »

Mais l'antitoxine de choix n'est pas TR. Cette substance est d'une composition trop variable et trop incertaine dans ses résultats. Behring a isolé des bacilles d'une substance qui serait plus active et qu'il appelle TDR : « On la prépare en extrayant des corps bacillaires à 150° et dans le vide, au moyen de l'eau glycérinée, un liquide qui, refroidi, précipite des corps albuminoïdes instables dont on sépare la toxine par centrifugation. TDR a un pouvoir toxique tel qu'un gramme suffit pour tuer 12.500 grammes de cobaye sain, c'est-à-dire une quinzaine de cobayes. »

Différents produits retirés des cultures du bacille de Koch par Arloing et Guinard.

Arloing et Guinard, à la recherche d'un sérum immunisant contre la tuberculose, ont recherché les propriétés physiologique de différents produits qu'ils avaient retirés des cultures du bacille de Koch. Ils donnent le résultat de leurs recherches dans une communication (8 *bis*) au Congrès de Paris contre la tuberculose (1898).

Ils obtiennent plusieurs tuberculines qu'ils nomment TA, TC et TD.

Ils partent d'une vieille culture tuberculeuse, dont les voiles avaient été immergés à plusieurs reprises et dont on a séparé les bacilles par filtration sur le filtre Chamberland ; le liquide recueilli est partagé en deux portions.

1° L'une a été concentrée au dixième du volume primitif, au bain-marie, à la température de 57° puis additionnée de 40 p. 100 de glycérine. On a ainsi la tuberculine TA répondant à la tuberculine primitive de Koch.

2° L'autre portion est précipitée par l'alcool à 90° ; le précipité est repris par l'eau ; la solution concentrée au bain-marie et additionnée de glycérine a fourni la TC qui se rapproche de la première tuberculine de Koch épurée.

3° Le résidu de l'opération précédente (culture filtrée précipitée par l'alcool), concentré et glycériné, a donné TD qui représente par conséquent TA débarrassée des produits précipitables par l'alcool ;

4° Enfin on recueille par lavage les bacilles restés à la surface de la bougie, et ce liquide a été maintenu à 85°-90° de manière à constituer une véritable décoction de bacilles, décoction dont le résultat a été TB, assez analogue à la TR de Koch et à la tuberculine par extrait aqueux de Maragliano.

Guinard et Arloing étudient soigneusement les effets produits par ces différentes substances et les injectent à des chiens sains par les veines jugulaires et les veines mésentériques. Ils notent avec soin les modifications produites sur les grandes fonctions, notamment sur la circulation et la respiration.

Action de la tuberculine A.

La tuberculine A, comme nous l'avons déjà vu, ressemble beaucoup à la tuberculine primitive de Koch ; elle en diffère cependant par ce fait qu'elle est beaucoup plus toxique. Arloing et Guinard en injectent 2 centimètres cubes dans la veine jugulaire d'un chien de 18 kilogrammes, jeune et vigoureux. Vingt secondes après la fin de l'injection, la pression tombe, la respiration devient profonde, laborieuse, en même temps que les pulsations sphygmographiques, diminuées de nombre, ont pris plus d'énergie.

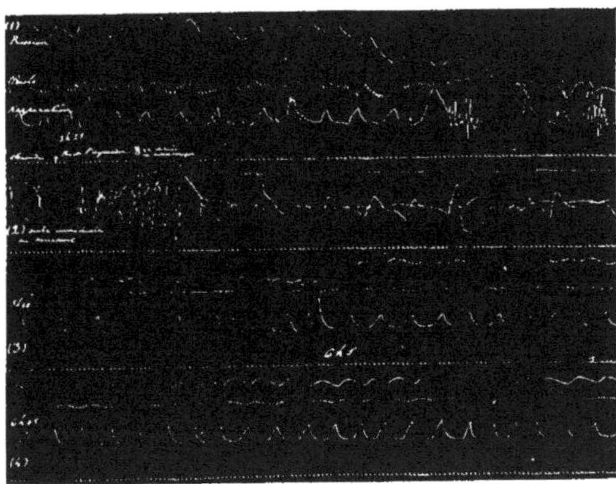

Tuberculine A d'Arloing.

Mais bientôt, en même temps que s'accuse l'hypotension artérielle, le tracé du pouls s'accélère et s'affaiblit.

Deux minutes après l'injection, la pression était tombée de 176 à 53 millimètres; de 144, le pouls avait atteint 194 pulsations. Des manifestations générales graves accompagnent ces troubles, Arloing et Guinard constatent de la salivation, des nausées, de la diarrhée, des troubles respiratoires, de l'hyperthermie. Enfin l'animal meurt quatorze heures après l'injection. A l'autopsie, on trouve les lésions habituelles des intoxications par produits solubles microbiens.

En n'injectant qu'un demi-centimètre cube de tuberculine A à un chien de 40 kilogrammes, les auteurs constatent bien les troubles circulatoires et respiratoires que nous venons de signaler mais les symptômes gastro-intestinaux se montrent plus tardivement et l'animal assez malade pendant plusieurs jours finit par se rétablir.

L'injection de 2/3 de centimètre cube à un chien de 21 kilos de la même tuberculine A, dans une veine mésentérique, a produit une action vaso-dilatatrice immédiate qui, dans les premières phases de l'action, n'a pas persisté, mais a fini cependant par devenir définitive.

Le chien a eu des accidents gastro-intestinaux graves (vomissements, diarrhée, dysenterie); il est mort deux jours après avec les mêmes lésions que le premier chien injecté.

La tuberculine A a donc une puissance extrême;

elle peut tuer dix mille fois son poids de chien. Nous ne croyons pas qu'on ait trouvé d'autres tuberculines aussi toxiques, et celle qui s'en rapproche le plus est la substance TDR de Behring. Arloing et Guinard s'expriment du reste ainsi : « Notre tuberculine A amplifie considérablement les effets de la tuberculine ordinaire : vaso-dilatation, dépression circulatoire considérable, tachycardie, affaiblissement cardiaque, hyperthermie, troubles digestifs, salivation, nausées, vomissements, dysenterie. »

Nous reproduisons page 171 un tracé graphique des grandes fonctions, pris sur un chien à qui Arloing et Guinard ont injecté 2/3 de c. c. de tuberculine A dans la veine mésentérique. M. le Dr Guinard nous l'a gracieusement prêté et nous en a permis la reproduction.

Action de la tuberculine B.

Cette substance est bien moins hyperthermisante que la précédente et par conséquent moins toxique. Injectée dans la veine d'un chien (un demi-centimètre cube par kilogramme); elle provoque au début une agitation, des troubles respiratoires, de l'accélération et de l'affaiblissement du pouls, mais pas de chute de pression. L'accélération cardiaque s'atténue bientôt et on observe même de la brachycardie. Le pouls présente des intermittences passagères et parait plus filant qu'à l'état normal. Les troubles intestinaux sont très minimes et l'animal se rétablit très vite.

Action de la tuberculine C et de la tuberculine D.

La toxicité de la tuberculine C est insignifiante. Injectée même à la dose d'un centimètre cube par kilogramme dans la veine, elle est même moins active que la tuberculine B ; elle a plus d'influence sur la circulation et la respiration et paraît simplement un peu vaso-constrictive et fébrigène. La tuberculine D n'est ni toxique ni fébrigène, elle est simplement un peu vaso-dilatatrice et excito-cardiaque.

En comparant les quatre tuberculines d'Arloing et Guinard, on constate que TA se rapproche de TD par son action vaso-dilatatrice. TB se rapproche de TC par son action modératrice des contractions cardiaques.

« Il est très curieux, disent Arloing et Guinard (8 *bis*), de voir le précipité alcoolique donner un produit (T C) dont les effets pharmaco-dynamiques sont insignifiants, dont la toxicité est faible, alors que la simple soustraction de ce produit, qui fournit TD, fait perdre toute toxicité à cette dernière. Par conséquent, quand il s'agit d'un produit microbien, les spoliations même légères peuvent imprimer au liquide des changements de propriétés considérables. »

Comparaison des tuberculines d'Arloing et Guinard avec TR et l'oxytuberculine. — Arloing, J. Courmont et Nicolas (6) ont montré que la tuberculine TR de Koch exerce sur la circulation une action très marquée ; il y a donc une certaine analogie entre elle et la tuberculine B, car elle démontre que la substance qui dans la tuberculine agit sur la circulation peut être extraite du corps bacillaire, sans qu'on ait besoin de recourir à la trituration et à la dessiccation.

De plus, par comparaison avec l'oxytuberculine d'Hirschfelder, on voit que l'oxydation répétée et l'action prolongée de la chaleur à 100° suppriment la plus grande partie des propriétés toxiques, cependant l'oxytuberculine possède des éléments toxiques agissant sur l'appareil circulatoire et gastro-intestinal ; son introduction dans la veine mésentérique le démontre amplement.

Arloing et Guinard terminent ainsi leur communication (8 *bis*) :

« 1° On peut obtenir une tuberculine complète beaucoup plus active que les tuberculines courantes.

« 2° Suivant la proportion plus ou moins grande du bouillon de culture et des bacilles dans la préparation, on obtiendra un produit dont les réactions circulatoires, gastro-intestinales ou thermiques seront différentes ;

« 3° Les poisons gastro-intestinaux, vasodilatateurs et cardiaques sont contenus au maximum dans le bouillon de culture ;

« 4° Les poisons modérateurs cardiaques et hypothermisants sont surtout retenus dans le corps des bacilles ;

« 5° Les éléments précipitables par l'alcool, bien qu'ayant une faible innocuité en eux-mêmes, sont indispensables à la production des effets de la tuberculine ordinaire;

« 6° Une spoliation peut changer profondément les effets de la tuberculine, qu'elle soit produite par précipitation, par oxydation ou par la chaleur. »

Tuberculine de Denys.

Au Congrès contre la tuberculose de Paris 1898, Denys (74) de Louvain annonce qu'il a une tuberculine qui exerce sur le chien infecté de tuberculose une action préventive quand elle est injectée avant l'apparition des microbes dans les sécrétions, une action curative quand elle est injectée pendant le cours de la tuberculose. En collaboration avec Broden, il étudie comparativement l'évolution de la tuberculose chez les chiens non traités et chez les chiens traités par cette tuberculine.

Dès le début Broden (50) acquit la conviction qu'il était impossible de mener ses recherches à bonne fin à cause des nombreuses contradictions qui règnent sur l'histogenèse des tubercules.

D'après certains auteurs (particulièrement Baumgarten). le tubercule se composerait de cellules fixes, d'après d'autres (Borrel surtout), il se formerait aux dépens d'une accumulatipn de leucocytes; enfin, d'après d'autres encore, la tuberculine dériverait à la fois des éléments fixes et des leucocytes.

Avant de préciser les modifications survenant sous l'influence de la tuberculine, Denys et Broden cherchent à éclaircir le problème de l'histogenèse du tubercule. Après de nombreux tâtonnements, Broden trouva dans l'épiploon fenêtré de divers animaux (chiens, lapins) un objet d'études excellent et entre autres avantages celui de permettre l'étude des tissus à l'état vivant. Il injecta des suspensions de bacille dans le péritoine d'un grand nombre d'animaux de diverses espèces, et les tua à intervalles variables en commençant vingt-quatre heures après l'injection. Il put reconnaître que le tubercule dérive exclusivement des éléments fixes et nullement des leucocytes. Denys nous donne ensuite les différences principales qu'il constata suivant que les chiens étaient traités ou non.

Nous donnerons ces résultats *in extenso* :

« 1° Chez les chiens *traités* les tubercules croissent plus rapidement et deviennent plus gros. A l'œil nu la tuberculose paraît plus prononcée.

« 2° Chez les chiens *témoins* (non traités), les bacilles se multiplient d'une façon ininterrompue, à tel point qu'on en rencontre jusqu'à vingt et trente dans une seule cellule. Chez les chiens *traités*, les bacilles cessent de se multiplier à partir du moment où l'on commence les injections de tuberculine. Dans les cellules, on ne voit qu'un bacille ou un petit nombre de bacilles. Plus tard, ces bacilles deviennent rares et présentent des signes de dégénérescence. En un mot, sous l'action de la tuberculine, les bacilles cessent de se multiplier à l'intérieur des cellules. Plus tard encore, on n'en trouve plus et les tubercules présentent une transformation fibreuse : leur partie centrale est souvent nécrosée.

« 3° Chez les chiens *traités*, la diapédèse des leucocytes est plus abondante que chez les chiens *non traités*.

« 4° Chez les chiens *non traités*, il se produit rapidement une généralisation des bacilles dans le foie, la rate, les poumons, etc... Chez les chiens *traités*, la généralisation ne se produit pas ou se trouve enrayée.

« Dès que l'action de cette tuberculine fut démontrée chez le chien, c'est-à-dire au début de l'année 1897, des essais furent faits sur l'homme.

« Depuis cette époque, cent vingt tuberculoses humaines furent traitées au moyen des injections.

« Elles se décomposent comme il suit :

« Tuberculoses de l'appareil respiratoire (bacilles de Koch dans les crachats)	106
« Tuberculoses de l'appareil urinaire . . .	5
« Tuberculoses osseuses	5
« Tuberculoses cutanées	4

« Le grand nombre de cas de tuberculoses de l'appareil respiratoire traités jusqu'à présent nous permet de formuler sur leur traitement par la tuberculine les propositions suivantes (nous ne tenons pas compte des cas traités depuis six semaines seulement et qui sont au nombre de 22, ainsi que de ceux où le traitement n'a pas été appliqué convenablement, 11 cas) :

1° *Dans les tuberculoses du dernier degré avec lésions étendues et fièvre hectique*, les injections sont sans influence favorable, soit parce que l'intoxication empêche l'immunisation, soit parce que le traitement est interrompu par la mort du malade, et qu'il est impossible d'arriver aux fortes doses, c'est-à-dire aux doses fortement immunisantes (19 cas).

« 2° *Dans les tuberculoses afébriles avec lésions modérées* ou légères, la fièvre tombe et le malade présente l'ensemble des améliorations énumérées sous le troisième degré (6 cas).

« 3° *Dans les tuberculoses afébriles*, à moins de lésions très étendues, on peut compter sur une amélioration considérable, et même sur la guérison. Le nombre de ces cas est de 48. Les lésions pulmonaires varient depuis le simple abaissement de la limite supérieure du poumon avec diminution de sonorité de la fosse sus-claviculaire jusqu'à l'induration de toute la partie supérieure d'un poumon avec formation de cavernes, avec ou sans râles dans les parties inférieures.

« Ces 48 cas se décomposent comme suit :

« 6 morts, dont 4 dues à des complications (deux fois à une hémorragie, une fois à une endocardite concomitante, une fois à l'influenza). Les deux autres cas étaient des individus arrivés au dernier stade de l'émaciation.

« Deux cas sans amélioration ni aggravation.

« Quinze cas guéris (disparition des bacilles des crachats ou absence de crachats),

« Vingt-cinq cas améliorés.

« L'amélioration est d'autant plus rapide que les

lésions sont moins étendues. Les premiers signes s'en remarquent d'ordinaire dès le second mois du traitement. L'amélioration elle-même consiste en augmentation du poids, diminution ou disparition de l'oppression et des douleurs, amélioration de l'appétit, diminution ou disparition des râles, retour des forces.

« Les lésions anatomiques telles que indurations, cavernes, etc., persistent.

« Parmi les 23 cas afébriles traités dès 1897, les bacilles ont disparu des crachats dans 8 cas ; dans 7 autres, il n'y a plus de crachats du tout, de sorte que la recherche du bacille ne peut plus se faire.

« A côté des injections de tuberculine, aucune autre médication n'a été instituée. Un certain nombre de malades ont été mis au repos, mais d'autres ont continué leurs occupations (études, travail manuel), sans perdre les avantages du traitement. Pendant le traitement à la tuberculine, on n'a jamais constaté l'envahissement des parties pulmonaires encore saines, pas plus que des métastases nouvelles dans les organes éloignés.

« Le procédé est au fond celui de Koch : injections de faibles doses pour commencer. On les augmente au fur et à mesure que la tolérance s'établit. Les injections produisent souvent de la fièvre ou du malaise. On se guide sur ces deux symptômes pour le dosage et l'on évite les hautes températures et le malaise prononcé. Quand ces symptômes réactionnels ont disparu, on attend trois jours avant de procéder à une nouvelle injection. Le traitement doit être continué pendant longtemps, six mois, un an et même plus. Il sera peut-être bon de continuer les injections pendant plusieurs années à raison d'une ou deux par mois afin de maintenir l'état d'immunisation. »

Pendant plusieurs années Denys continue ses expériences ; déjà au Congrès de Londres, en août 1901, il nous faisait savoir par son élève Broden que les résultats dus à sa tuberculine continuaient à être satisfaisants.

Enfin tout récemment, Denys (74 bis) dans la séance du 22 février 1902 de l'Académie de médecine de Belgique donne exactement la nature, la préparation et le mode d'emploi de sa tuberculine.

C'est, nous dit-il, un liquide résultant de la filtration sur bougie de porcelaine d'une culture bien développée de bacille de Koch en bouillon glycériné ; la putréfaction en est empêchée par une addition d'acide phénique ou de thymol. Le produit est très efficace contre la tuberculose péritonéale expérimentale du chien comme le dit Broden, qui publia ses recherches il y a quatre ans. Il diffère de la tuberculine ancienne de Koch surtout parce qu'il n'est pas évaporé par la chaleur, opération susceptible de détruire certaines propriétés vaccinantes, et de la tuberculine TR en ce qu'il n'est pas constitué par les corps microbiens eux-mêmes réduits à l'état moléculaire, mais par leurs produits de sécrétion.

« Ces cultures filtrées, injectées sous la peau à la dose de 0 gr. 0001, déterminent parfois une réaction fébrile analogue à celle que provoque la tuberculine de Koch ; employées inconsidérément, elles peuvent même stimuler la marche de la maladie ; au contraire, maniées avec prudence, elles produisent des effets antiinfectieux et antitoxiques suffisants pour amener la guérison dans un grand nombre de cas.

« Ce sont surtout les tuberculoses au premier et au second degré qui sont justiciables de ce mode de traitement, tandis qu'au troisième degré et dans les autres formes galopantes les améliorations sont rares.

Le principe de la méthode consiste à n'injecter que des doses très faibles, de façon que la réaction soit aussi minime que possible, et à laisser après chaque injection un certain repos à l'économie, afin qu'elle puisse s'approprier la toxine injectée. Les doses sont graduellement augmentées à mesure que la tolérance de l'organisme croit ; on les diminue au moindre signe d'intolérance.

Denys nous donne ensuite les observations de 42 tuberculeux guéris complètement par les injections de sa tuberculine, la guérison étant démontrée par la disparition des bacilles dans les crachats. Parmi ces malades, quelques-uns étaient atteints de tuberculose débutante ; d'autres offraient des lésions d'une certaine étendue ; 8 enfin avaient des cavernes. Chez plusieurs le traitement fut institué en pleine période fébrile. La durée moyenne de l'affection quand on a commencé le traitement était de huit mois.

Denys ajoute que ses malades atteints de tuberculose débutante n'auraient pas guéri par les seules forces de la nature car sur 12 malades à lésions apparentes nulles ou peu prononcées qui ont refusé les injections, 2 ont succombé, 6 ont vu leurs lésions faire de tels progrès que pour plusieurs d'entre eux l'issue fatale ne saurait tarder ; 2 sont dans un état de santé satisfaisant.

En résumé, Denys estime que, exception faite des formes galopantes, la tuberculose pulmonaire au premier degré est curable par les injections de tuberculine au moins dans la proportion de 80 p. 100.

CINQUIÈME PARTIE

EMPLOI EN THÉRAPEUTIQUE DE L'AGGLUTINATION DES BACILLES TUBERCULEUX

Un article récent de Koch (156) indique une nouvelle méthode de toxinothérapie tuberculeuse. Koch intitule son travail ainsi : « De l'agglutination des bacilles tuberculeux et de l'emploi de cette agglutination ». L'idée théorique dominant ce travail est la suivante. Le phénomène d'agglutination a comme signification : mesure des propriétés de défense de l'organisme.

Nous résumerons sa méthode et sans vouloir sortir des limites du cadre que nous nous sommes imposé, nous serons forcé comme Koch le fait lui-même de parler rapidement de l'agglutination et chemin faisant de comparer les travaux de Koch à ceux de nos maîtres lyonnais Arloing et P. Courmont.

Koch étudie d'abord l'agglutination en elle-même, puis ses applications à la thérapeutique. A la place de la méthode des cultures homogènes d'Arloing, il propose la méthode suivante.

« Je prends, dit-il, la culture qui flotte sur le liquide d'ensemencement, je la mets sur un filtre, puis entre deux feuilles de papier buvard : j'en prends une certaine partie, 0 gr. 2 par exemple, je la brasse dans un mortier d'agate, en ajoutant quelques gouttes d'une solution de soude à 1/50 ; je remue le tout énergiquement et régulièrement, jusqu'à ce qu'il y ait environ une partie de culture pour 100 parties de soude. »

Il centrifuge ensuite la substance obtenue, l'acidifie légèrement au moyen de quelques gouttes d'acide chlorhydrique. Enfin il ajoute à sa solution un mélange d'acide phénique à 0,5 p. 100 et de sel de cuisine à 0,85 p. 100. La quantité du mélange doit être suffisante pour que la culture soit diluée 3.000 fois environ, abstraction faite de la partie centrifugée.

Un autre procédé préféré par l'auteur est le suivant :

« Je me sers de cultures réduites à l'état de poussière comme on le fait pour la néo-tuberculine (155). J'en prends 0 gr. 1, je mélange et brasse avec soin cette substance dans le mortier d'agate après y avoir ajouté la solution chloro-phéniquée versée goutte à goutte, jusqu'à ce que la proportion soit de 1 p. 100. On centrifuge ensuite pendant six minutes, on enlève le dépôt et on ajoute encore 10 parties de la solution chloro-phénolée. On a donc la proportion de 1 à 1.000. »

Cette solution, encore diluée (1/10.000) au moment de s'en servir, est mélangée au sérum pour l'agglutination. Avec les sérums humains il faut quinze à vingt heures de contact pour obtenir les flocons.

« Non seulement le temps de la réaction, mais encore la quantité du mélange et la température à laquelle l'expérience est faite doivent toujours être égales. Nous faisons le mélange l'après-midi, le laissons dans l'étuve la nuit et l'examinons le matin. »

Enfin quelques lignes plus bas, et nous insistons plus particulièrement sur ce point :

« Le sérum conservé ne garde pas intacte sa propriété agglutinante ; en quelques semaines, elle peut bien diminuer et même la dilution à 1 p. 1.000 ne se conserve pas plus de quatorze jours. L'action de l'air, de la chaleur, de la lumière est nuisible. Quelquefois le sérum donnait une agglutination supérieure avec un liquide anciennement préparé qu'avec un liquide fraîchement fait. »

Nous venons d'exposer brièvement les procédés de Koch. Sans vouloir en diminuer le grand intérêt scientifique, nous estimons pourtant cette méthode au moins tout aussi compliquée et difficile que celle de S. Arloing et P. Courmont. Elle nécessite soit des cultures ordinaires, soit des cultures pulvérisées de bacilles de Koch. Une étuve est indispensable. Quinze à vingt heures sont nécessaires pour la réaction ; enfin les solutions ne se conservent pas plus de quinze jours et sont sensibles aux divers agents atmosphériques. Ne semble-t-il pas que le procédé de S. Arloing et P. Courmont est tout aussi simple ? Leur méthode nous paraît moins compliquée, leurs cultures liquides sont très faciles à obtenir, et grâce à l'adjonction de formol, elles se manient aisément et peuvent se conserver un certain temps sans variation de leur pouvoir agglutinant.

Telle est la méthode de Koch. Il l'applique ensuite aux animaux. Après avoir rappelé les données d'Arloing et P. Courmont, Koch nous présente le résultat de ses propres expériences sur des lapins, chèvres, bœufs, ânes, chevaux, soit normaux, soit tuberculisés. Chez des sujets normaux, le pouvoir agglutinant varie avec chaque espèce. Chez les sujets recevant des doses fortes et répétées de cultures tuberculeuses émulsionnées, l'auteur obtient des chiffres d'agglutination souvent fort élevés : 1 p. 100 chez les bœufs et les chevaux, 1 p. 1.000 chez une chèvre, etc.

En résumé nous voyons que Koch n'a fait que continuer et confirmer les expériences d'Arloing et P. Courmont sur les différentes espèces animales. Ces deux auteurs étaient déjà arrivés à un pouvoir agglutinant très élevé, puisque notamment chez le chien, ils arrivent à une agglutination très élevée (1 p. 500. 1 p. 800).

Appliquant ses essais d'agglutination à l'homme, Koch expérimente sur 78 tuberculeux phtisiques. « Un cas de tuberculose au troisième degré réagit avec 1 p. 50, quatre avec 1 p. 25, deux du troisième, un du deuxième, un du premier degré. Tous les autres n'arrivent pas à 1 p. 20 ; parmi eux se trouvent 38 au troisième, 8 au deuxième, 21 au premier degré. »

Dans les derniers degrés la tuberculose se comporte autrement que le typhus, le choléra ou la peste ; il se produit peu ou pas de substance de défense capable de donner un processus de guérison, ou bien l'immunité consécutive.

Koch estime que l'agglutination est un moyen de diagnostic impossible pour les tuberculoses débutantes. Faisant un parallèle avec les résultats obtenus au moyen de sa tuberculine TR, il montre les avantages que comporte pour lui cette dernière.

L'ancienne tuberculine reste pour lui bien la véritable pierre de touche du diagnostic, ainsi que l'ont bien reconnu différents orateurs au Congrès de Londres. Koch rappelle la communication de France à ce dernier Congrès : dans un asile d'aliénés, France inocule 55 personnes avec la tuberculine ; 45 réagissent, de ces dernières 29 meurent dans un laps de temps assez court et à l'autopsie on ne trouve pas de traces de tuberculose, 5 de ces dernières qui ne réagissaient pas ne présentent aucune altération tuberculeuse. On ne peut demander davantage, nous dit Koch.

Aux conclusions de Koch, il faut opposer celles d'Arloing et P. Courmont, de Féré, de Mongour, Rothanel, Buard, Carrière, Widal et Ravaut, Bendix, Romberg, etc., qui arrivent à d'excellents résultats par le séro-diagnostic avec les cultures liquides homogènes. La solution de bacilles employée par Koch était-elle moins sensible que les cultures homogènes ? C'est ce que nous ne pouvons dire. Dans tous les cas, les résultats de Koch diffèrent beaucoup de ceux des auteurs que nous venons de citer.

Dans le chapitre suivant, Koch applique ses données à la thérapeutique. Partant de ce principe que : agglutination est synonyme de défense de l'organisme, il conseille son nouveau mode de traitement.

« Tout d'abord, il semble qu'on obtient une grande puissance d'agglutination en injectant sous la peau de grandes masses de bacilles tuberculeux ; les bacilles pour être résorbés doivent, comme nous l'avons déjà montré, être réduits en fine poussière.

« Dans mes précédents essais d'immunisation contre la tuberculose, j'avais séparé les bacilles par la centrifugation en deux parties : le dépôt non soluble (TR) et le liquide (TO).

« Pour l'agglutination il faut employer les cultures non séparées et nous sommes arrivés à cette conclusion que le moyen le plus sûr et le plus rapide est d'arriver à de hautes doses, si toutefois les réactions ne sont pas trop fortes.

« Nous prenons une partie de bacilles tuberculeux pulvérisés pour 100 parties d'eau distillée et autant de glycérine. On laisse reposer quelques jours ce mélange, on se débarrasse des particules grossières et on conserve. Un centimètre cube de la préparation répond à 5 milligrammes de bacilles tuberculeux. On dilue avec une solution de soude à 0,8 p. 100.

« On commence par une injection sous-cutanée de 0 gr. 0025 (comptés en substance bacillaire, c'est-à-dire avec les deux millièmes parties d'un centimètre cube de la préparation) ; avec cette dose, il n'y a généralement pas de réaction. Nous augmentons ensuite par une ou deux progressions de 2 à 5 fois la dose jusqu'à ce qu'il y ait une réaction avec élévation de température de 1/2 à 2 degrés. Une fois la réaction commencée, on arrête six ou huit jours et on note la valeur agglutinante. Le deuxième examen peut être fait environ huit jours après la dernière injection. Trouve-t-on alors un certain pouvoir agglutinant ou a-t-on augmenté ce dernier, il faut faire en sorte de le conserver ou même de l'augmenter. Aussi ne diminuerons-nous jamais les doses, nous les augmenterons toujours.

« Nous sommes allés jusqu'à 30 milligrammes. Les grandes injections ne sont faites qu'à des intervalles de deux à quatre semaines. »

Plus loin Koch préconise l'injection intra-veineuse ; il emploie alors des doses plus faibles que pour l'injection sous-cutanée. On commence par l'injection sous-cutanée et on continue par la voie intra-veineuse.

Sur 74 malades soignés ainsi, on a pu amener à une agglutination de :

1 : 25 chez 14 (auparavant les malades n'agglutinaient pas du tout ou bien jusqu'à 1 : 10).

1 : 50 chez 28 (auparavant les malades n'agglutinaient pas du tout ou bien jusqu'à 1 : 10).

1 : 75 chez 9 (auparavant les malades n'agglutinaient pas du tout ou bien jusqu'à 1 : 10).

1 : 100 chez 10 (auparavant les malades n'agglutinaient pas du tout ou bien jusqu'à 1 : 10).

1 : 150 chez 6 (auparavant les malades n'agglutinaient pas du tout ou bien jusqu'à 1 : 10).

1 : 200 chez 1 (auparavant les malades n'agglutinaient pas du tout ou bien jusqu'à 1 : 10).

1 : 250 chez 1 (auparavant les malades n'agglutinaient pas du tout ou bien jusqu'à 1 : 10).

1 : 300 chez 1 (auparavant les malades n'agglutinaient pas du tout ou bien jusqu'à 1 : 10).

Chez 9 d'entre eux il n'a rien pu obtenir.

Koch affirme que cette production du pouvoir agglutinant est liée au pouvoir de fabriquer des substances de défense. Il l'affirme par ce fait que parallèlement à l'apparition du pouvoir agglutinant, l'état des malades, dit-il, s'améliorait. L'appétit, l'augmentation de poids, la disparition des sueurs nocturnes, la diminution des râles, des quantités de crachats et même l'abaissement de la température témoignaient bien de cette diminution d'acuité du processus tuberculeux. Nous n'avons exclu, dit-il, de ce traitement que les malades en état d'asthénie cardiaque, ceux chez qui la destruction pulmonaire était trop avancée et nous n'avons cessé que chez ceux chez qui, en même temps que l'agglutination, on constatait l'abaissement de poids. En terminant, Koch conseille son traitement pour les sanatoria où se trouvent toujours beaucoup de tuberculeux au troisième degré, et conseille sa méthode alors que toutes les autres ont échoué.

Nous ne voulons pas faire ici la critique de cette dernière partie du travail. Qu'il nous soit simplement permis de trouver curieux de voir Koch injecter de si fortes doses, et surtout en injections intra-veineuses, de substances qu'il considérait autrefois comme très dangereuses. Il faut certainement attendre pour se faire une idée de la question d'avoir des résultats plus étendus que les quelques lignes par lesquelles Koch résume l'état de ses malades.

Très peu de jours après la publication du nouveau procédé d'agglutination et de traitement de la tuberculose de Koch, Rumpf et Guinard (257 *bis*) poursuivent une série d'essais comparatifs sur cent sept malades du sanatorium de Friedrichsheim.

D'après eux la méthode française es simple et plus facile que la méthode allemande pour suivre les différentes étapes de l'agglutination. C'est ainsi qu'avec le produit de Koch il est impossible de distinguer au microscope un seul élément figuré caractéristique, tandis qu'avec le procédé d'Arloing-P. Courmont l'examen microscopique est très facile.

En revanche, nous disent-ils, « pour répondre à une critique déjà formulée à tort contre le procédé de Koch, il est juste de reconnaitre que la préparation du réactif avec la poudre envoyée de l'usine de Hoechst n'est ni difficile, ni compliquée; nous l'avons toujours réussie du premier coup et aussi aisément que possible. »

Rumpf et Guinard trouvent que, contrairement à l'opinion d'Arloing et Courmont et à celle de Koch, quelques tuberculeux au troisième degré ont un sérum parfaitement agglutinant.

Rumpf et Guinard expliquent ainsi ce phénomène : « Koch a écrit que l'on ne doit pas être étonné de ne pas obtenir l'agglutination dans une phtisie très prononcée, parce que dans ces stades graves, on ne conçoit pas que le pouvoir agglutinant apparaisse sans le développement simultané des éléments défensifs capables de produire l'amélioration et la guérison. Et il ajoute que chez un tuberculeux qui vit dans les conditions de tout le monde, ces éléments défensifs ne se produisent pas ou en trop petite proportion pour amener la guérison et l'immunité.

« Mais nos malades n'étaient pas et ne sont pas dans les conditions de tout le monde. Ils se trouvent au sanatorium dans des conditions d'existence particulièrement hygiéniques; au climat, à la bonne alimentation, au repos et à l'exercice méthodique s'ajoutent toutes les influences capables de mettre l'organisme en état de défense. Et voilà pourquoi 65 p. 100 de nos malades au troisième degré de la tuberculose agglutinaient encore au 1/10, et ceux que nous avons examinés un peu plus tard ont présenté une augmentation régulière du pouvoir agglutinant. »

Rumpf et Guinard traitent cinq malades par la nouvelle substance de Koch, les cinq malades chez lesquels la cure au sanatorium n'avaient pas amené d'amélioration sensible rentrent dans la catégorie des cas justiciables du nouveau traitement d'après Koch. Trois de ces malades étaient au deuxième degré; deux au troisième degré de la tuberculose. On leur injecte au début 0 gr. 0025 puis 0 gr. 005 pour arriver à la dose de 0 gr. 010. Rumpf et Guinard constatent une augmentation notable du pouvoir agglutinant. Chez deux malades, il était de

1 p. 50, chez le troisième de 1 p. 100. Dix jours après le commencement du traitement, on notait chez les cinq malades une agglutination évidente avec le mélange à 1 p. 100.

Les deux auteurs concluent ainsi :

« C'est tout ce que nous avons relevé d'apparent jusqu'ici, car il ne nous a pas été possible d'observer la moindre modification ni dans l'état local, ni dans l'état général. Mais nous reconnaissons nous-mêmes que la durée de nos observations est insuffisante, et qu'à part le renforcement évident de la propriété agglutinante du sérum, nous ne sommes pas autorisés à tirer la moindre conclusion de ces premières tentatives de traitement par la nouvelle tuberculine.

« Toutefois, nous pouvons ajouter encore que cette tuberculine ne nous a pas paru dangereuse. Aucun de nos malades n'en a éprouvé d'effets fâcheux ou nuisibles : pas d'influence sur l'état général, pas d'abattement, aucun trouble des grandes fonctions, pas de réactions ou des réactions très modérées. D'ailleurs les essais se poursuivent et les résultats en seront publiés dès qu'ils seront assez prolongés et assez nombreux. »

En résumé, il est incontestable que les résultats pratiques obtenus jusqu'ici par l'emploi des tuberculines n'ont été à la hauteur ni des espérances conçues, ni des labeurs accumulés ; mais de toutes les expériences faites dans les laboratoires et des études poursuivies dans les hôpitaux, est sorti tout un corps de doctrines, toute une série d'applications qui marquent un sérieux progrès.

Parmi les nombreuses tuberculines que nous venons d'étudier, les plus employées en thérapeutique ont été celles de Koch (tuberculine primitive et tuberculine T R). Leurs partisans se chiffrent par unités, les adversaires au contraire sont nombreux. Les autres tuberculines (de Klebs, Hirschfelder, Denys, etc.) n'ont été que très peu employées ou bien expérimentées seulement par leur auteur.

La lymphe primitive de Koch, abandonnée par la plupart comme remède, devenait entre les mains de quelques médecins et de la généralité des vétérinaires un agent de diagnostic précoce de la tuberculose. Elle est encore employée actuellement.

Quant à la dernière substance de Koch, elle n'a été encore que très peu expérimentée.

Dans tous les cas, pour l'application des résultats, il nous faut avoir une extrême prudence. Toute conclusion serait prématurée, nous sommes encore dans la période de tâtonnement. Les théories sont encore peu précises, les statistiques sont loin de concorder entre elles.

Si la découverte de Koch ne mérite pas l'enthousiasme qu'elle fit naître, il serait injuste de la condamner à tout jamais, et comme on l'a dit, si elle n'a pas paru avoir enrichi directement la thérapeutique, au point de vue de la cure de la tuberculose, elle n'en constitue pas moins un progrès incontestable dans l'étude générale de l'évolution et du traitement de la tuberculose; elle mérite d'être considérée comme une des inventions les plus puissantes de la médecine moderne.

CONCLUSIONS

1°

Déjà quelques années avant la communication de Koch, en 1890, différents auteurs avaient proposé en thérapeutique des substances tirées du bacille tuberculeux ou de ses toxines.

2°

A) En 1890, Koch annonce qu'il a trouvé une substance capable de vacciner le cobaye contre la tuberculose et de guérir l'homme tuberculeux. Ce remède est un extrait glycériné des cultures pures de bacille tuberculeux.

B) En 1897, Koch lance une nouvelle tuberculine : tuberculine T R qui est une véritable émulsion bacillaire.

D'autres substances similaires ont été proposées :

- a) Les unes proviennent de l'épuration chimique de la tuberculine : tuberculine épurée de Koch, tuberculine de Hunter, tuberculocidine de Klebs, tuberculine de Denys ;
- b) L'autre provient de l'oxydation de la tuberculine : oxytuberculine de Hirschfelder ;

e) D'autres sont employées pour la fabrication d'un sérum antituberculeux : tuberculine de Maragliano, tuberculines de Schweinitz et Dorset, tuberculine de Behring, tuberculines d'Arloing.

C) Tout récemment enfin, Koch présente une nouvelle substance, (émulsion extemporanée de préparations desséchées de bacilles tuberculeux) destinée à augmenter la puissance d'agglutination du sang des tuberculeux.

3° Les propriétés physiologiques, les préparations, les doses et modes d'emploi, la valeur diagnostique et thérapeutique sont variables suivant chaque tuberculine. Nous ne pouvons les résumer ici et nous prions le lecteur de se reporter à chaque chapitre où nous avons résumé tous les travaux parus sur la question.

4° Nous nous tiendrons sur une extrême réserve : le sujet est encore à l'étude, les résultats sont insuffisants ou contradictoires. Nous n'avons voulu faire ici qu'un résumé impartial des travaux et non pas donner une appréciation personnelle.

BIBLIOGRAPHIE

1. ALBERTONI PIETRO. — Sull'azione fisiologica del rimidio di Koch, la *Riforma medica*, t. VI, n° 33, p. 385.

2. AMANN (Davos). — Der Einfluss der Koch'schen Impfungen auf die Tuberkelbacillen in Sputum, in *Centralbl. f. Bacter.*, 1901, t. I, p. 1.

3. AMBLER. — Antiphtisin in tuberculosis, in *Medical Record*, 8 février 1895.

4. ARLOING. — Les propriétés attribuées à la tuberculine de Koch, *Revue scientifique*, Paris, 1891, XXVIII, p. 570.

5. ARLOING, RODET et J. COURMONT. — Étude expérimentale sur la tuberculine de Koch, *Annales de l'Université de Lyon*, t. VI.

6. ARLOING, J. COURMONT et NICOLAS. — Étude expérimentale sur la tuberculine T R, IVe Congrès pour l'étude de la tuberculose, Paris.

6 *bis*. ARLOING. — Sur l'action vaso-dilatatrice du staphylocoque, *Compte rendu de l'Académie des sciences*, 7 septembre 1891.

7. ARLOING. — Leçons sur la tuberculose, Paris, Asselin, 1892.

8. ARLOING. — *Lyon médical*, 1891, n° 23.

8 *bis* Arloing et Guinard. — Étude comparative des différents produits retirés des cultures du bacille de Koch, Congrès contre la tuberculose, Paris, 1898.

8 *ter*. — Arloing et Dumarest. — *Bulletin Société de biologie*, 1898, p. 837.

9. Arndt. — Uber die Bedeutung des Tuberkulins in der Veterinær medizin. *Deutsche med. Wochenschr.*, 1897, n° 10.

10. Arning. — Mitheilungen über Versuche mit der Kochschen Injectionsflüssigkeit bei Lepra und Lupus erythematodes, *Deutsche med. Wochenschr.*, 1890, n° 50.

11. Artaud. — Thèse Lyon, 1895, p. 101.

11 *bis*. Aubert et Lannois. — *Lyon médical*. 1891.

12. Aufrecht. — Robert Koch's Tuberkulosebehandlung, *Deutsche Archiv f. klin. Med.*, Bd XLIX, p. 1.

13. Baas. — Einfluss des Tuberculocidins und Tuberkulins, *Habitationsschrift*, Leipzig, 1893.

14. Babes et Kalendero. — Uber die Wirkung des Koch. Heilmittel bei Lepra, *Deutsche Wochenschr.*, 1901, n° 3.

15. Balfour. — Notes of Koch's tuberculin, *Edinburgh med. Journal*. 1891.

15 *bis*. Balfour. — Koch's tubercul., *Edinburgh med. Journal*, 1895, p. 647.

16. Baravelli. — Di un caso di morbo d'Addison curato con la tuberculin, *Morgagni*. décembre 1891.

17. Barney. — The tuberculin test in man. *Journal of Boston*. V. 1898, p. 210.

17 *bis*. Barrier. — IVe Congrès pour l'étude de la tuberculose, Paris, 1891.

18. Baudach. — Mitteilungen über Anwendung des neuen Tuberkulins, *Deutsche med. Wochenschr.*, 1897, n° 31.

19. Baumgarten. — Ueber die Einwirkung des Tuberkulins, *Internat. Beitrage zur Wissenschaft. mediz.*, t. III.

20. Baumgarten et Walz. — Heilwerth des neuen Kochschen tuberculins, *Centralbl. f. Bacteriologie*, Bd XXIII, Heft 19.

21. Beck. — Uber die Diagnostiche Bedeutung des Kochsch tuberkulins. *Deutsche med. Wochenschr.*, 1899, n° 9.

22. Benoit. — La tuberculine T R, IVe Congrès pour l'étude de la tuberculose.

23. Bergmann. — Mitteilungen über die mit Koch. Verfahren erzielten Ergebnisse, *Deutsche med. Wochenschr.*, 1890, n° 47.

24. Bernheim. — Congrès pour l'étude de la tuberculose, 1893, Paris.

25. Bertschinger. — Erfahrungen über Koch's Tuberculin in Zurich, thèse Zurich. 1892.

26. Besnier et Hallopeau. — La méthode de Koch à l'hôpital Saint-Louis, *Annales de dermat. et syph.*, février 1891.

27. Bezold. — Otite moyenne pendant le traitement de Koch, *Deutsch. Archiv f. klin. Mediz.*, Bd XLVIII.

28. Biedert. — Gefahren und nutzen des Koch'schen Heilverfahrens, *Berliner klin. Wochenschr.*, 1891, n° 8.

29. Bischoff. — Blutuntersuchungen mit Tuberkulin behandelten Tuberkulœsen, thèse Berlin, 1891.

30. Boinet. — Traitement de la tuberculose humaine par le sérum de sang de chèvre inoculée avec de la tuberculine, *Semaine médicale*, 1895, n° 34.

31. Borgherini. — Die ersten Resultate der Koch'schen Methode, *Wiener med. Wochenschr.*, 1891, n° 5.

32. Botkin. — Hematolog. Untersuchungen bei Tuberkulininjectionen, *Deutsche med. Wochenschr.*, 1892, n° 15.

33. Bondet. — Autopsie d'un tuberculeux ayant subi l'injection de Koch, *Lyon médical*, 1891.

34. Bondet et J. Courmont. — Malades tuberculeux traités par la tuberculine, *Province médicale*, avril 1891.

35. Bouchard. — Société de biologie, séance du 12 juin 1897.
35 *bis*. Bouxhol. — Étude sur la tuberculine T R, thèse Lyon, 1898.
36. Bouxhol. — Mauvais effets de la tuberculine de Koch dans le traitement de la tuberculose, IVe Congrès pour la tuberculose.
37. Bosquier. — La nouvelle tuberculine R et son emploi dans la tuberculose pulmonaire, thèse Paris, 1897.
38. Buchner. — Tuberkulinreaction durch Proteine nicht specif. Bacterien, *Münchner med. Wochenschrift*, 1891, n° 49.
39. — Neue Tuberkulinpræparate, *Berliner klin. Wochenschr.*, 1897, n° 15.
40. Bujwid. — Die Darstellungsweise des Tuberkulins, *Gazeta lekarska*, 1891, n° 1.
41. — La tuberculine. Sa préparation. Ses effets, *Archives de Société biolog. de Saint-Pétersbourg*, t. I, p. 213.
42. Bukowsky. — Bericht über die Anwendung des Tuberkulins T R, *Wiener. med. Wochenschrift*. 1897.
43. Burci. — Ricerche sperimentali sul valore chemiotattic» della tuberculina, *Riforma medic.*, 1891, n° 239.
44. Burchart. — Beobachtungen bei Tuberkulinbehandlung von Urogenitaltuberkulose, *Korespondenzblatt für Schweizer Arzte*, 1891, n° 6.
45. Burkart. — Bericht uber Behandlung der Lungenschwindsucht, mit dem Kochschen Mittel, *Berliner kl. Wochenschrift*, 1890, n° 53.
46. — Anwendung des neuen Tuberculins, *Berl. kl. Woch.*, 1897, n° 7.
47. Bussenius. — Mitheilungen uber die Anwendung des T R. *Deut. medic. Wochensch.*, 1897, n° 7.
48. Bussenius und Cossmann. — Das Tuberculine T R, Berlin, Hirschwald, 1898.
49. Brochieri. — Studio clinico e critico sulla tuberculonina, *Policlinico*, nov. 1893. 1.

50. Broden. — Recherches sur l'histogenèse du tubercule et l'action curative de la tuberculine, *Archives de médecine expérimentale et d'anatomie pathologique*, t. XI, 1899.

51. Browicz. — Beitrag zur Histologie der Veraenderungen tuberk. gewebe unter dem Einfluss des Kochins, *Przeglad lekarski*, 1890, n°51.

52. Browne. — The tuberculin. Berlin, S. Karger, 1891, p. 105.

53. De la Camp. — Zur Behandlung der Lungentubercul. Berucksichtigung der Wirkung des Tuberculins, *Deut. medic. Wochenschrift*, 1897, n° 31.

54. Cavagnis — Compte rendu de l'Académie des sciences, Paris, 1886.

55. Carruccio. — La tuberculina nel lupus, *Rivista università di Roma*, 1899.

56. Castellini. — Azione della linfa Koch sulla crasi sanguigna, *Riforma medica*, 1891.

57. Chauffard. — Néphrite par tuberculine, *Bulletin médic. de Paris*, 1892.

58. Chiari. — Uber den path. Anatom. Befund uber drei mit Koch'schen Injectionen behandelter Faelle, *Prager medic. Wochensch*, 1890, n° 53.

59. — Weitere pathol. Anat. mitheilungen über mit Koch'schen Injectionen behandelte Faelle, *Prager medic. Wochensch.*, 1891, n° 9.

60. Coghiel. — Koch's tuberculin at the royal hospital, *Lancet*, 1891.

61. — Sequel of a case treated by Koch's tuberculin, *Lancet*, 1895.

62. Cornil. — La tuberculose à l'hôpital Laënnec, *Gazette médicale de Paris*, 1890.

63. Coronedi e Stenico. — Sopra alcuni fatti relativi al ricambio materiale in individui soggeti alla cura di Koch, *Sperimentale*, 1895, n° 5.

64. Courmont (J.) — Réflexions à propos de la nouvelle tuberculine de Koch, *Province médic.*, 1897.

64 *bis*. Courmont (J.) et Dor. — Sciences médicales de Lyon, 27 nov. 1890.

65. Chisafulli. — Modificazione dell urina e potere urotossico negli iniettati con la linfa Koch, *Riforma medica*, 1891.

66. Czaplewski und Rolof. — Tuberkulinwirkung bei Kaninchen und Meerschweinchen, *Berliner klin. Wochenschrift*, 1892, n° 29.

67. Daremberg. — *Bulletin de l'Académie de médecine*, 1883.

68. Dauriac. — Notes cliniques sur l'emploi de la nouvelle tuberculine TR., *Progrès médical*, 1897, n° 49 et 50.

69. Déléage. — La méthode de Koch à l'hôpital Laënnec, *Gazette médic. de Paris*, 1890, n° 62.

70. Denison. — Favorable results of Koch's tuberculin treatment in tubercular affections that are not pulmonary, *New-York medic. Journal*, 1895.

71. — The year's experience with the tuberculins, *Journal of tuberculosis*, 1901.

72. Denison (Ch.). — Antiphthisin, *Medical Record*, 1895.

73. Le Dentu. — Injections de tuberculine. Étude de clinique chirurgicale, 1890-1891.

74. Denys. — Une nouvelle tuberculine. IVe Congrès pour l'étude de la tuberculose, Paris 1898.

74 *bis*. — Académie de médecine de Belgique, 22 février 1902.

74 *ter*. Dewar. — Congrès de Londres, 1901.

75. Diday. — *Lyon médical*, 1890, n° 62.

76. Dixon. — Koch's methode of treating tuberculosis, *Philadelphia medical News*, 1891, p. 273.

77. — Possible relationship between the tubercular diathesis and nitrogenous metabolism, *Therapeut. Gaz.*, 1894, n° 2.

78. Doutrelepont. — Mittheilung uber die Anwendung des neuen Tuberculins, *D. medic. Wochensch.*, 1897, n° 34.

79. Dubief. — Expériences sur l'inoculation de la lymphe de Koch aux cobayes tuberculeux. *Bulletin général de thérapeut.*, 1891, n° 28.

79 *bis*. Dujardin-Baumetz. — Action de la lymphe de Koch chez le cobaye sain, *Bulletin de l'Académie de médecine* 1890, séance du 1er février.

80 Eber. — Uber das Wesen des sogenannten Tubercu[illegible] und mallein Reaction *D. Zeitschrift für Thiermedizin*, XXI.

81. Ebstein. — Mitheilungen uber Kochsche Heilmittel, *D. mediz. Woch.*, 1890, n° 50.

82 Eichberg. — Some experiments with modificed tuberculin, *Medical News*, 1893.

83 Epstein. — Uber die anwendung Kochscher Injectionen im Saüglings und ersten Kinderalter, *Prager med. Wochenschrift*, 1891.

83 *bis*. Escherisch. — Die Resultate der K. In[illegible]tion bei Kindern, *Jahrbuch f. Kinderheilkunde*.

84 Eve. — Cases of surgical tuberculosis treate[illegible] new tuberculin, *Lancet*, 1897.

85. Ewald. — Uber Erfahrungen mit dem Koch'schen Mittel, *Berliner klin. Wochenschrift*, 1890, n° 51.

86 Feilchenfeld. — Uber den Verlauf einiger mit dem Kochschen Heilmittel behandelter Faelle *Therapeutische Monastshefte*, 1890.

87. Feser. — Werth des Tuberkul als diagnost. bei der Kindertubercul., *D. Zeitschrift für Thiermedizin*, 1896.

88 Flora e Maffucci. Del azione del bacterio termo sugli animali tuberculotici, *Rivista intern. di medica e chirurgica*, 1886.

89. Fraenkel. — Beobachtungen uber Kochs Heilverfahren, *D. m. Woch.*, 1890, n° 52.

90 — *D. m. Woch.*, 1890, n° 53.

91 Fraenkel. — Das Tuberkulin und die Frühdiagnose der Tuberc., *Berl. kl. Wochenschrift*, 1900, n° 12.

92 Frantzel. — Bemerkungen zur Anwendung des Koch'schen Heilverfahrens, *Berlin. kl. Wochenschrift*, 1890, n° 51.

93. Frantzel und Runkwitz. — Systemat. Anwendung des Kochschen Specificum, *D. med. Wochenschrift*, 1890, n° 47.

94. Freymuth. — Vorlaüfige Erfahrungen mit T R, *Therapeut. Monatshefte*, 1898.

95. Furbringer. — Vierwœchentliche Kochsche Behandlung in ihrer Bedeutung für die Abweichung, *D. med. Woch.*, 1890, n° 52.

96. — Société de médecine de Berlin, 17 juin 1891.

97. Gaffié. — Diagnostic de la tuberculose infantile par la tuberculine, th. Paris, 1895.

98 Ganghofner und Bayer. — Mitheilungen uber das Koch'sche Heilverfahren, *Prager medic. Wochenschrift*, 1891, n°s 3 et 4.

99. Gærtner und Riemer. — Über die Einwirkung von Tuberkulin auf den Lymphstrom, *Wiener kl. Wochenschrift*, 1892, n° 2.

100. Geissler. — Über die Wirkung des Tuberk. auf gesunde Thiere, *Virchows Archiv*, CXXV, 3.

101 Goldschmidt. — Wirkung des Tuberkulins Seine Anwendung, *Münchner med. Wochenschrift*.

102. — Wirkung des Tuberkulins auf Lepra, *Berliner klin. Woch.*, 1891, n°s 2 et 15.

103. Goschel und Beck. — Beobachtungen über die Behandlung mit dem K. Mittel, *Münchner medic. Wochensch.*, 1891, n° 3.

104. Grancher et Martin. — Note sur les vaccinations tuberculeuses, *Semaine médicale*, avril, 1891.

105 Grasset et Vedel. — Du diagnostic précoce de la tuberculose par la tuberculine, *Bulletin de l'Académie de médecine* 1896, p. 854.

105 *bis*. GRASSET. — *Semaine médicale* 1891.

106. GRAVITZ. — Über Blutbefunde bei Behandlung mit dem Koch'schen Mittel. *Charité Annalen*, XVI, p. 291.

106 *bis*. — Über versuche mit dem Koch. Mittel bei Affen, *D. med. Woch.*, 1891, n° 19.

107 GUIDA. — Esperimenti essiguiti con la tubercolina nel mallatie di bambini. *la Riforma medica*, 1892, n°s 42, 43.

107 *bis*. GUINARD ET ARTAUD. — Étude comparée de certaines modifications cardio-vasculaires produites par la malléine et la tuberculine. *Société de biologie*, 6 avril 1899.

108 GUINARD. — L'oxytuberculine de Hirschfelder. *Lyon médic.*, 1895.

109 GUTTMANN. — Über das Koch'sche Heilverfahren bei Lungen Tuberkulose, *Berliner klin. Wochenschrift*, 1890, n° 52.

110 — Demonstration eines Præparates von Heilung tuberkul. Darmgeschwüre durch das Koch. Mittels, *D. med. Wochensch.*, 1891, n° 5.

111. — Das Tuberkulin als diagn. Mittel. *Monatshefte für prakt. Thierheilkunde*, VI, 10. p. 491.

112 GUTTMANN und EHRLICH. — Über anfangs behandlung der Lungen und kehl kopftuberkulose mit Tuberculin, *D. medic. Wochensch.*, 1891, n° 10.

113 — Die Wirksamkeit kleiner Tuberkulindosen gegen Lungenschwindsucht, *D. med. Woch.*

114. HAMERLE. — Untersuchungen des Blutes nach Koch Injectionen. *Prager med. Wochensch.*, 53.

115. HAAS ROGER BERTRAND. — Expériences sur les effets de la tuberculine de Koch. Société de médec. vétérin. et zootechnique de Lyon. 1892.

116. HEAD. — Some experiments demonstrating the use of tuberculins as a diagnostic agens in pulmonary tuberculosis *Northwestern Lancet*, 1897.

117. Helman. — Des propriétés de la tuberculine provenant de bacilles tuberculeux cultivés sur pommes de terre. *Archives de la Société de biologie de Saint-Pétersbourg*, p. 4[illegible]0.

118. Henek. — Beobachtungen über Koch'sche Tuberculin. *Deut. med. Woch*, 1896. 22 et 23.

119. Henoch. — Mitheilungen uber Koch's Heilverfahren. *Berliner kl. Woch.*, 18[illegible], n° 51.

120. Henschen et Rosen. — Koch's medel mot tuberculos. *Upsala Lakaretoren*, XXVI, 5 et 9.

121 Héron. — Congres de Londres, 1901.

122. Herzfeld. — Das Tuberkulin R bei Larynxtuberculose, *D. medic. Wochensch.*, 1897. n° 34.

123. Herzog. — Einiges uber das psychische Verhalten der mit dem Koch'schen Mittel behandelt. Kranken, *D. med. Woch.*, 1891, n° 16.

124. Hess. — Wert des Tuberkulins. *Centralbl. f. Bacteriol.* 1895.

125. Hirschfeld. —Stoffwechseluntersuchungen nach Anwendung des Koch'schen Mittel, *Berl. kl. Woch.*, 1895.

125 *bis*. Hirschfelder. — Oxytuberculine. IVe congrès contre la tuberculose, Paris 1898.

126. Hofmeier. — Kasuistische Mitheilungen uber Koch'sche Heilverfahren bei zwei Schwangeren, *Berliner kl. Woch.*, 1890, n° 53.

127. Hoorn. — Uber das neue Tuberkulin T R. *D. med. Woch.*, 1897, n° 20.

128. Hoppe-Seyler. — Uber die Einwirkung des Tuberkulins auf Gallenfarbstoffbildung, *Virchows Archiv*, CXXVIII, p. 43.

129. Huber. — Uber Thierversuche mit dem neuen Tuberkulin, *Berliner kl. Woch.*, 1897.

130. — Uber Anwendung des neuen K. Tuberkulin bei Lungentuberkulose, *Berl. kl. Woch.*, 1890.

131. Hunter. — La composition de la tuberculine. *The Brit. medic. Journal*, nov. 1891.

131 *bis*. Hutinel. — Société méd. des hôpitaux (mars 1895).

132. Insal. — Erfahrungen über das Koch'sche Mittel. *Internat. klin. Rundschau*. 1893. n° 5-6. p. 156.

133. Jaccoud. — Action de la lymphe de Koch sur le sujet sain. *Bulletin de l'Académie de médecine*, Paris. 1894.

134. Jaksch. — Mittheilungen über die Wirkungen des Koch'schen Heilmittel. *Prager med. Woch.*, 1890. n° 49.

135. Jaksch. — Weitere Beobachtungen über die Wirkungen des Koch'sche Mittel. *Prager med. Woch.*, 1891. n° 1 et 2.

136. Jarisch. — Tod 26 stunden nach Injectionen von 2 mg. K. Tuberculin.. *Wiener kl. Woch.*, 1890. n° 50.

137. Jeiz. — Über das neue Tuberkulin T. R. *Wiener med. Wochenschrift*. 1897. n° 31.

138. Jolles. — Zur Kenntniss der chemischen Natur des Kochins. *Inter. klin. Rundschau*. 1891. n° 1.

139. Kaatzer. — Über 11 Dauerheilungen von Lungenschwindsucht mit Tuberculin. *Zeitschrift f. Hygiene*. XIV. 2.

140. Kaatzer. — Weitere Mittheilungen. *D. medic. W.*, 1897, n° 59.

141. Kahler. — Klinische Beobachtungen bei Anwendung des K. Verfahrens. *W. kl. W.*, 1890.

142. Kahler. — Peptonurie nach Inject. des K. Mittel. *W. kl. W.*, 1891. n° 12.

143. Kahlden. — Histolog. Untersuchungen über die Wirkung des K. Heilmittel. *Centralbl.. f. Al. mediz.*, 1891.

144. Kalindero et Babes. — Résultats obtenus par les injections de tuberculine dans la lèpre. *Revue de médecine*. 1891.

145. Kaposi. — Behandlung von Lupus. Lepra mit K. Tuberculin. *W. kl. Wochensch.*, 1891.

146. Kitasato. — Traitement de cobayes tuberculisés par la tuberculine. *Zeitschrift f. Hygiene*. Bd XII.

147. KLEBS. — Über die Wirkung des K. Mittels auf Tuberk. der Thiere. *Wiener med. Woch.*, 1891, n° 15.

148. KLEBS. — Die Zusamenssetzung des Tuberculin., *D. med. Wochensch.*, 1891, n° 15.

149. KLEBS. — Die Behandlung der Tuberkul. mit Tuberkuloeidin. Hambourg, L. Vos, 1892.

150. KLEIN. — Tuberkulinwirkung. *Wien und Leipsig.* (W. Braunmuller), 1893.

151. KLEINWÆCHTER. — Beitrag in den Localreact. bei Anwendung des K. Methode, *D. med. Wochensch.* 1890, n° 32.

151 *bis*. KLEMPERER. — Die Beziehungen verschiedener Bacteriengifte zur Immunisirung und Heilung, *Zeitschrift für klin. Medic.*, 1892, Bd XX, p. 155.

152. KOCH. — Communication au Congrès de Berlin, 4 août 1890.

153. KOCH. — Heilmittel gegen Tuberkulose. *D. medic. Wochenschrift*, 13 août 1890.

154. KOCH. — Weitere Mitheilungen über Tuberkulin, *D. med. Woch*, 22 octobre 1891.

155. KOCH. — Über neue Tuberkulinpræparate, *D. med. Wochen.*, 1897, n° 14.

156. KOCH. — De l'agglutin. et de ses rapports avec le traitement des tubercul., *D. med. Wochen.*, 28 nov. 1901.

157. KŒHLER et WESTPHAL. — Tuberkulinversuch. *D. med. Wochen.*, 1890, n° 47.

158. KOHRS. — Erfahrungen über das Koch'sche Heilverfahren. *Therapeut. Monatshefte*, 1891.

159. KŒNIGSHŒFER UND MASCHKE. — Wirkung des K. Heilmitt. bei Augenerkrankungen, *D. med. Woch.*, 1891, n° 2.

160. KORECK. — Az inj. Koch fele tuberculin Hatasa, *Orvosi hetiszemle*, 1897.

161. KRAUS et CHVOSTEK. — Respiratorischer Gaswechsel nach Tuberkul. inject., *W. kl. Wochensch.*, 1891.

162. Krause. — Mitheilung über die Wirkung des Koch. Mittel, *Berliner kl. Woch.*, 1890, n° 25.

163. Krause. — Erfahrung aus der Praxis unter das K. Tuberkulin. *D. med. Woch.*, 1895, n°s 6. 8. 13. 14.

164. Krause. — Sechsjährige Erfahrungen bei der Behandlung. der Tuberkul. mit Tuberkulin, *D. med. Wochen.*, 1890, n° 21.

165. Krause. — *Zeitschrift f. Hygiene*, XXXII, p. 112.

166. Krause. — Auf welche Ursachen ist der Misserfolg des Tuberk zurückzuführen. *Zeitsch. f. Hyg.*, XXIII.

167. Krynski. — Beitrag zur Kenntniss der Tuberk. bei Lupus, *Przeglad lekarski*, 1891.

168. Kühne. — Erfahrungen über Albumose und Peptone, *Zeitschrift für Biologie*, 1892. Bd XXIX, p. 26, 1893, Bd L. p. 221.

169. Landouzy. — Rapport IVe Congrès pour l'étude de la tuberculose, Paris, 1898.

169 *bis*. Langlois. — Le traitement de la tuberculose du Dr Koch, Paris, 1890.

170. Laplace. — Koch's treatment of Tuberculine. *the Times and Register*, 1891.

170 *bis*. Langerhans. — Granulie après l'injection de T R. *D. med. Woch.*, 1898, n° 22.

171. Leclerc. — Sur le traitement de la tuberculose par la tuberculine T R. IVe Congrès pour l'étude de la tuberculose, Paris.

172. Leichtenstern. — Mitheilungen über Kochs. Heilverfahren. *D. med. Woch.*, 1891, n° 3.

173. Leick. — Mit dem neuen Tuberkulin erzielte Resultate. *D. med. Woch.*, 1897, n° 34.

174. Lenhartz. — Erfahrungen mit dem Kochschen Heilmittel, *D. medic. Woch.*, 1890, n° 51.

175. Lépine. — Société des sciences médicales. 29 nov. 1890.

176. Leser. — Operative Eroffnung von Tuberkuloser Langenen Kaverne behufs Behandlung mit K. Flüssigkeit. *Muchner med. Woch.*, 1891, n° 8.

177. LETULLE et PÉRON. — La nouvelle tuberculine de Koch, *Presse médicale*, 1897.

178. LEWASCHOFF. — Wirkung des Tuberkulins. *Wratsch*, 1897, nos 30 et 31.

179. LÉVY. — Behandelte Fælle nach der Koch. Methode, *D. med. Woch.*, 1890, n° 47.

180. LEYDEN (V.). — Anwendung der K. Heilverfahrens, *Berl. kl. Wochensch.*, 1890, n° 50.

181. LIEBMANN. — Il bacillo della tubercolosi nel sangue de gli trattati colla lympha del Koch, *Lo Sperimentale*, 1891, n° 2.

182. LIEBMANN. — *Id.*, 1892.

183. LINGESHEIM. — Tuberkulingift, *D. med. Woch.*, 1898, n° 37.

184. LIPARI. — Studio sul bacillo tubercolosi alla cura con le iniezioni di liquido di Koch, *Riforma medica*, 1891, nos 106-107.

185. LITTEN. — Mitheilungen über das K. Heilverf., *Berlin. kl. Woch.*, 1890, n° 51.

186. LLOYD and STELWAGEN. — A case of lupus vulgaris treated by Koch's lymph., *Philad. medic. News*, 1891, n° 941.

187. LOEFFLER. — Anwendung des Koch. Heilmittel gegen Tuberculose, *Centralb. f. Bacteriol.*, p. 749, 1890.

188. LOESCH. — Diagnostic de la tuberculose par la tuberculine, *Archives des sciences biolog.*, t. IV, 1898, p. 483.

189. LOEWY. — Wirkung der K. Flussigkeit, *Berliner. kl. Woch.*, 1891.

190. LUMNICZER. — Versuche mit dem K. Mittel. *Wiener med. Presse*, 1891, nos 5-7.

191. MAITRE. — Thèse Lyon, 1891.

192. MALM (O.). — Om Tuberkulins. Christiania, 1894, W. Fabricius de Sorwer.

193. MARAGLIANO. — Des sérums et des toxines dans le traitement de la tuberculose.

194. Maragliano. — Congrès contre la tuberculose, 1895, Bordeaux.

194 *bis*. Maragliano. — Société de biologie, 12 juin 1897.

195. — A proposito della nuova tubercolina di Koch, *Gaz. degli ospedali*. 1897, n° 81.

196. Maragliano. — Congrès contre la tuberculose, Paris, 1898.

197. Matthes. — Allgemeine Action nach Injection von Tuberkulin, *Centralb. f. kl. Med.*, 1895.

198. Maubange. — Effets de la tuberculine dans un cas de méningite tuberculeuse, *Gaz. hebdomad. de médecine et chir.*, 1896, n° 89.

199. Mayol. — Diagn. Werth des K. Mittels, *Internat. kl. Rundschau*, 1890, n° 15.

200. Merkel. — Beobachtungen über die Behandlung mit dem K. Mittel. *M. med. Woch.*, 1891, n° 2.

200 *bis*. Metchnikoff. — La Tuberculine. *Annales de l'Institut Pasteur*. 1891, p. 184.

201. Meyer. — Tuberkulin als diagn. Hilfsmittel, *D. med. Woch.*, 1893. p. 683.

202. Middendorf. — Congrès de tuberculose, 1900.

203. Mondielli. — Thèse Lyon. 1898.

204. Moritz. — Die Koch'sche Behandlung, *Saint-Petersburger med. Woch.*, 27.

205. Mouton. — Werth des Tuberkulins als Diagnosticum, *M. med. Wochensch.*. 1837.

206. Muller. — Acute tuberkulose Mittelohrenenzundung während einer Tuberkulin Kür. *D. med. Woch.*. 1891, n° 12.

207. Naunyn. — Mit dem K. Heilverfahren erzielten Erfolge, *D. med. W.*, 1891, n° 9.

208. Neisser. — Behandlung der tuberculœsen Haut mit Tuberkulin, *Deutsche Dermat. Kongress*, 1891.

209. Neneky. — *Presse médicale*, 1897, n° 46.

209 *bis*. Von Neneky, von Maczewsky u. A. von Loguzki. — *Therapeut. Wochenschrift*, 1897, n° 23.

210. Nocard. — Sur l'emploi de la tuberculine comme moyen de diagnostic dans la tuberculose bovine, *Gaz. méd. de Paris*, 1891, n° 45.

211. Nocard. — Nouveaux faits prouvant la valeur diagn. de la tuberculine, *Bulletin de Société de méd.*, 1891.

213. V. Noorden. — Einflüsse der K. Heilmethode, *D. med. Woch.*, 1890, n° 50.

214. Nuttal and J. Wright. — Report on the inoculation of guinea pigs with the sputum tuberculous undergoing the Koch's treatment, *Hopkins' Hospital*, 1891.

215. Obolensky. — Tuberculose behandlung mit Koch. Mittel, *Wratsch*, 1891, n° 30, p. 70:-705.

216. Œttinger. — *Semaine médic.*, 1890

217. Oka. — Wirkung des K. Mittels auf die Respiraton, *D. medic. Woch.*, 1891, n° 12.

218. Oppenheimer. — Heilung mit Tuberkulin von Larynxtuberculose, *D. med. W.*, 1890.

219. Ostertag. — Tuberkulin in der Praxis Erfahrungen. *Zeitschrift f. Milch und Fleichygiene*. 1900.

220. Otis. — The tuberculin test in cervical adenitis. *Medic. News*, LXXIII. 1898.

221. Pane. — Modificazione nei bacilli del tubercul. durante la cura con la linfa del Koch, *la Riforma medica*, 1891, VII, n° 25.

222. Péguрier. — Traitement de la tuberculose pulmonaire. Paris, 1901, Maloine.

223. Peiper. — Wirkung des K. Mittels, *D. med. W.*, 1891. n° 4.

224. Pel. — Waarnemingen over de behandeling van Tuberkulose mit Kochs geneesmittel, *Nederl. tydschrift v. geneeskunde*, 1891, 2 et 3.

225. Peters. — Sur le traitement par la tuberculine R. *Munch. med. Woch.*, 1897.

226. Petruschky. — Fragliche Einwirkung des Tuberkulins auf Streptokokeninfect., *Z. f. Hygiene*, 1895, n° 9.

227. Petruschky. — Neutuberculin. *Berliner kl. Woch.*, 1898.

228. Pfeifer. — Erfahrung. mit n. Tuberkulin, *Zeitschrift f. prakt. Aerzte*, 1897.
229. Pfuhl. — Zur Behandlung Tuberkulose Meerschweinchen mit Tuberkuline. *Zeitschr. f. Hygiene*, 1892, p. 256.
230. Pollitzer. — Wirkung v. Tuberkulin bei Leucæmie. *Wiener kl. Rundschau*, 1899.
231. Poncet. — De la lymphe dans les polyadénites tuberculeuses, *Lyon médic.*, 1891.
232. Poncet. — De la lymphe de Koch comme réactif des tuberculoses chirurg., *Lyon médic.*, 1er fév. 1891.
233. Porges. — Tuberkulin R bei Hautaffect. *W. kl. Woch.*, 1898, n° 19.
234. Prang. — Erste Erfahrungen mit T R *Prager med. Woch.*, 1897, 139.
235. Prautois. — La lymphe de Koch, thèse Nancy, 1891.
236. Pribram. — Über Indikat. des K. Verfahrens. *Prager med. Woch.*, nos 11 et 12.
237. Prior. — Das K. Heilverfahren gegen Tuberk., *Munch med. Woch.*, 1891, n° 57.
238. Ramond et Ravaud. — Sur une nouvelle tuberculine, *Compte rendu de la Société de biologie*, 1898, p 587.
239. Rapin. — Pathogénie de la tuberculose, Paris, 1900.
240. Raude. — Über einige mit Tuberculin R behandelte Falle. *Berl. kl. Woch.*
241. Raw. — The treatment of tuberculosis by tuberculin R.
242. Reinhold. — Behandlung mit dem neuen Tuberkul.. *Münch. med. W.*, 1898, n° 22.
243. Rembold. — Heilwirkung des Tuberkulins. *Zeitsch, für Hygiene*, XXVI, 2, 1897, p. 241.
244. Renzi. — Sulla cura della tubercolosi col methodo de Koch, *Rivista clinica e terap.*, 1891.
245. Ruys (van). — Tuberculoses et tuberculines, *Journ. méd. de Bruxelles*, 1898, n° 35.
246. Ribbert. — Wirkung des Tuberkulins, *D. med. Woch.*, 1892, n° 16.

247. Riehl. — Histolog. Veraenderung nach Anwendung des K. Injectiones, *Wiener kl. Woch.*, 1893, n° 51.

248. Rietzkow. — Behandlung mit K. Tuberculin, thèse Greifswald. 1891.

249. Rindfleisch. — Histol. Vorgaenge unter K. Behandlung, *D. med. Woch.* 1891, n° 6.

249 *bis*. Robin. — Thérapeutique appliquée, fascicule 8, p. 331.

249 *ter*. Rodet. — *Bulletin Société de biologie*, 1890, p. 907.

250. Roemer. — Tuberkulinreaction durch Backterien extracte, *Wien. kl. W.*, 1891, n° 45.

251. Rosenbach. — Kœrpertemperatur bei Anwendung des K. Verfahrens, *D. med. Woch.*, 1891, 2-3.

252. Rosenbach. — Einige Gesichspunkte zür Beurtheilung der K. Verfahren, *D. med. Woch.*, 1891, 8.

253. Rosenbach. — Koch'sche Verfahren, *Relencyclopedie der gesammten Heilkunde*, 1718.

254. Rosenfeld. — Diagnost. Bedeutung des K. mittels, *D. med. Woch.*, 1890, n° 52.

255. Rosenfeld. — Günstige Heilerfolge mit dem K. Mittel, *D. med. Woch.*, 1891, n° 14.

256. Rossmann. — Uber Tuberkulin R, *D. med. W.*, 1897, n° 99.

256 *bis*. Roux. — La Tuberculine. *Annales de l'Institut Pasteur*, 1891, p. 702.

257. Rumpf. — Bericht über 60 nach. der meth. von K behandl. Fælle, *D. med. Woch.*, 1891, n° 3.

257 *bis*. Rumpf et Guinard. — Recherches sur la séro-agglutination tuberculeuse, *Presse médicale*, 22 avr. 1902.

258. Rutimayer. — Ein Fall von acuter Meningitis nach K. Behandl., *Berl. kl. W.*, 1891, n° 5.

259. Sattler. — Wirkung des Tuberk. auf die experimentelle Iristuberkulose, *D. med. Woch.*, 1892, 1 et 2.

260. Scheuber. — Therapeut. verwendung des Tuberkul. R. *Prager med. W.*, 1891, 1 et 5.

261. Schiess-Bey et Kartulis. — Résultats de 48 tuberculeux traités par la tuberculine, *Zeitsch. f. Hygiene*. XV. 3, p. 299.

262. Schimmelbusch. — Microskop. Befunde bei Tuberkulose der Haut nach Anwendung des Tuberk., *D. m. Woch.*, 1891, n° 6.

263. Schreiber. — Tuberkulinversuche bei Kindern, *D. m. W.*, 1898, n° 51.

264. Schroeder. — Über das neue Tuberkul., *M. med. Woch.*, 1897, n° 29.

265. Schrœtter. — Erfahrungen über das K. Heilverfahren, *W. kl. Woch.*, 1890, n° 51.

266. Schulze. — Diagn. und therap. Werth des Tuber., *D. m. W.*, 1891, n° 13.

267. Schulze. — Diagn. und therap. Werth des K. Mittels Neutuberkulin. *D. med. Woch.*, 1897, n° 28.

268. Schwann. — Fall von tuberk. Hautgeschwür-Heilung nach 6 Injectionen, *D. med. Woch.*, 1891. n° 3.

269. Schweinitz. — Les antitoxines de la tuberculose, *Philadelphia medical News*, 8 décembre 1894, IVe Congrès pour l'étude de la tuberculose.

269 *bis*. Schweinitz et Dorset. — Une nouvelle tuberculine. *Centralbl. f. Bacteriologie*. 1897.

270. Schwimmer. — Die Behandlung mit K. Lymphe vom Dermat. Standpunkte aus., *D. med. Woch.*, 1891, n° 1.

271. Secchi. — Un caso di lupus erytematoso guerito con la tubercolina, *la Rif. medic.*, 1893. p. 69.

272. Seeligmann. — Genital und Hauttuberkulose behandelt mit Tuberkulinis R, *D. medic. W.*, 1897, n° 28.

273. Semnola. — K. Heilverh. gegen Tuberkul., *Intern. kl. Rundschau*, 1891, n° 1-4.

273 *bis* Senator. — *Berliner kl. Woch.*, décembre 1890

274. Senator. — K. Heilverf. gegen Tuberk., *Berl. kl. Woch.*, 1890. n° 51.

275. Slawyk. — Tuberkulin R auf Kinderstation der Charité. *D. m. Woch.*, 1897, n° 28.

276. SOMME. — Det nye Tuberkulin dets virkemaade og. doserin, *Norsk mag. for. Lægevid.* 1898, n° 1.

277. SPENGLER. — Therap. und diagn. Result. der Tuberkul. Behandl. Davos, Hugo Richer, 1892, p. 64.

278. SPENGLER. — Ein Beitrag zur Tuberkulinbehandlung mit T R. *Centr. f. Bacter.*, 1897, p. 623.

279. SPENGLER. — Behandl. tuberk. Meerschweinchen mit Tuberkulin, *Zeitsch. f. Hyg.*, 1898, XXVI, 2.

280. SPENGLER. — Combinirte Tuberkulin-Tuberkulocidin behandlungen, *D. m. W.*, 1892, n° 14.

281. STARK. — Zur Behandlung mit Tuberk. R, *Munch. med. Woch.*, 1898, n° 7.

282. STILLER. — Beitrage zu K. Heilmethode, *D. med. Woch.*, 1890, n° 5.

283. STINTZING. — Uber Tuberkulinwirkungen, *M. med. Woch.*, 1891, n° 9.

284. J. STITT THOMSON. — Notes on the use of K. tuberkulin, *Edinb. med. Journ.*, 1891.

284 *bis*. STRAUSS. — La tuberculose et son bacille (Paris 1895), p. 800 et suiv.

285. STROEBER. — Wirkung des neuen Tuberk. T R, thèse Iena, 1898, p. 114.

286. TANGL. — Beitrag zur kenntniss der Localen miliartuberculose bei K. behandlung, *D. med. W.*, 1891, n° 19.

287. TAYLOR. — Clinical results from the use of tubercul., *Medicine*, 1895, n° 7.

288. TELEKY. — Injection einer grossen dosis K. Lymph., *W. med. Blatter*, XIV, 1891, n° 65.

289. TESTI e G. MARZI. — Cura della tubercolosi colle inalazione del bacterium termo, *Gaz. degli ospedali*, 1885, n°s 60-61.

290. THORNER. — Uber den Gebrauch von Tuberculine, *D. med. W.*, 1893, n° 37.

291. TIZZONI. — Propriétés immunisantes du sang d'animaux traités par la lymphe de K., *Centralbl. f. Bacteriologie*, 1892, p. 82.

292. Toma (Dr). — De l'antagonisme entre le bacterium termo et le bacillus tuberculosis. *Centralbl. für kl. Medizin*. 1889, p. 210.

293. Turban. — K. reaction in Tuberc. Lungen. *Berl. kl. Woch.*, 1890, n° 51.

294. Tuwim. — Ein Methode zur Verdünnung des Tuberkul. *D. med. Woch.*, 1897.

296. R. Ulisse. — Sugli effeti della tubercolina. *Arch. ital. di ch. e medic.*, 1891.

297. Unna. — Tuberkulin bei Lupus behandlung, *Monatshefte f. Dermat.*, 1891, XII, 341.

298. Vaquier. — La tuberculine T R chez les enfants. IVe Congrès pour l'étude de la tuberculose.

299. Verneuil. — De la lymphe de Koch dans le diagnostic des tubercul. chirurgic., *l'Union médicale*, 1891, nos 10 et 11.

300. Viquerat. — De la tuberculine. *Centralbl. für Bacteriologie*, 1890, 203.

301. Virchow. — Über die Wirkung des K. Mittels auf Innere Organe, *Berliner kl. W.*, 1891, n° 2.

302. Vissmann. — Wirkung todter tuberkelbacillen u. Tuberkulins, *Virchow's Archiv*, CXXIX, 1.

303. Vogel. — Klin. Erfahrung mit dem K. Heilverfahren. *Munchn. med. W.*, 1891, nos 9 11

304. Weber. — Sur la valeur de la tuberculine comme moyen de diagnostic de la tubercul. bovine. *Bulletin de l'Acad. de médecine*, 1895, n° 8.

304. Weber. — Über die Behandl. des Morbus Adisoni mit Tuberkulin. *Berl. klin. W.*, 1891, n° 12.

306. Wendt. — Observation on the use of Koch's lymph. *Philadelphia medic. News*, 1891, p. 70.

307. Westphalen. — Bericht über fünf obductionsfælle nach Behandlung mit Tuberculine. *St-Petersburg. med. Woch.*, 1891, n° 12.

308. Wolf. — Reaction der Lungenkranken bei K. Impfungen. *D. med. W.*, 1890, n° 50.

309. Wolf. — Über die Anwendung des Tuberkulins bei Lungenkranken, *D. med. W.*, 1891, n° 12.

310. Wörner. — Das TR Tuberkulin. *D. med. W.*, 1897, n° 28.

311. Yamagiwa. — Wirkung des Tuberkulins auf Impftuberculose. *Virchows Archiv*, CXXIX, 2.

312. Zahn. — Eine Anwendung des Tuberkulins in der forensischen Praxis. *D. tier Arztl. Woch.*, 1895, n° 7.

TABLE DES MATIÈRES

QUATRIÈME PARTIE

CINQUIÈME PARTIE

LYON
IMPRIMERIE A. STORCK ET Cie
Rue de la Méditerranée, 8

www.ingramcontent.com/pod-product-compliance
Ingram Content Group UK Ltd.
Pitfield, Milton Keynes, MK11 3LW, UK
UKHW020320230726
13925UKWH00002B/528

9 782016 204023